中国百年百名中医临床家丛书

龚去非

主编单位	重庆市万县中医药学校
	重庆市万州区中医药学会
主　　编	陈代斌　骆常义
主　　审	余甘霖
编　　委	余甘霖　陈代斌　骆常义
	蒲承润　周世敬　李勇华

中国中医药出版社

· 北 京 ·

图书在版编目（CIP）数据

龚去非 / 陈代斌，骆常义主编 . -- 北京：中国中医药出版社，2004.07（2024.7 重印）
（中国百年百名中医临床家丛书）
ISBN 978 - 7 - 80156 - 634 - 8

Ⅰ.①龚… Ⅱ.①陈… ②骆… Ⅲ.①中医学临床—经验—中国—现代 Ⅳ.① R249.7

中国版本图书馆 CIP 数据核字（2004）第 072862 号

中国中医药出版社出版
北京经济技术开发区科创十三街 31 号院二区 8 号楼
邮政编码　100176
传真　010-64405721
廊坊市佳艺印务有限公司印刷
各地新华书店经销

开本 850×1168　1/32　印张 6.25　字数 140 千字
2004 年 7 月第 1 版　　2024 年 7 月第 2 次印刷
书号　ISBN 978 - 7 - 80156 - 634 - 8

定价　26.00 元
网址　www.cptcm.com

服务热线　010-64405510
购书热线　010-89535836
维权打假　010-64405753

微信服务号　**zgzyycbs**
微商城网址　**https：//kdt.im/LIdUGr**
官方微博　**http：//e.weibo.com/cptcm**
天猫旗舰店网址　**https：//zgzyycbs.tmall.com**

如有印装质量问题请与本社出版部联系（010-64405510）

出版者的话

祖国医学源远流长。昔岐黄、神农，医之源始；汉仲景、华佗，医之圣也。在祖国医学发展的长河中，临床名家辈出，促进了祖国医学的迅猛发展。中国中医药出版社为贯彻卫生部和国家中医药管理局关于继承发扬祖国医药学，继承不泥古、发扬不离宗的精神，在完成了《明清名医全书大成》出版的基础上，又策划了《中国百年百名中医临床家丛书》，以期反映近现代即 20 世纪，特别是新中国成立 50 年来中医药发展的历程。我们邀请卫生部张文康部长做本套丛书的主编，卫生部副部长兼国家中医药管理局局长佘靖同志、国家中医药管理局副局长李振吉同志任副主编，他们都欣然同意，并亲自组织几百名中医药专家进行整理。经过几年的艰苦努力，终于在 21 世纪初正式问世。

顾名思义，《中国百年百名中医临床家丛书》就是要总结在过去的 100 年历史中，为中医药事业做出过巨大贡献、受到广大群众爱戴的中医临床工作者的丰富经验，把他们的事业发扬光大，让他们优秀的医疗经验代代相传。百年轮回，世纪更替，今天，我们又一次站在世纪之巅，回顾历史，总结经验，为的是更好地发展，更快地创新，使中医药学这座伟大的宝库永远取之不尽、用之不竭，更好地服务于人类，服务于未来。

本套丛书第一批计划出版 140 种左右，所选医家均系在中医临床方面取得卓越成就，在全国享有崇高威望且具有较高学术造诣的中医临床大家，包括内、外、妇、儿、骨伤、针灸等各科的代表人物。

本套丛书以每位医家独立成册，每册按医家小传、专病论治、诊余漫话、年谱四部分进行编写。其中，医家小传简要介绍医家的生平及成才之路；专病论治意在以病统论、以论统案、以案统话，即将与某病相关的精彩医论、医案、医话加以系统整理，便于临床学习与借鉴；诊余漫话则系读书体会、札记，也可以是习医心得，等等；年谱部分则反映了名医一生中的重大事件或转折点。

本套丛书有两个特点是值得一提的：其一是文前部分，我们尽最大可能收集了医家的照片，包括一些珍贵的生活照、诊疗照，以及医家手迹、名家题字等，这些材料具有极高的文献价值，是历史的真实反映；其二，本套丛书始终强调，必须把笔墨的重点放在医家最擅长治疗的病种上面，而且要大篇幅详细介绍，把医家在用药、用方上的特点予以详尽淋漓地展示，务求写出临床真正有效的内容，也就是说，不是医家擅长的病种大可不写，而且要写出"干货"来，不要让人感觉什么都能治，什么都治不好。

有了以上两大特点，我们相信，《中国百年百名中医临床家丛书》会受到广大中医工作者的青睐，更会对中医事业的发展起到巨大的推动作用。同时，通过对百余位中医临床医家经验的总结，也使近百年中医药学的发展历程清晰地展现在人们面前，因此，本套丛书不仅具有较高的临床参考价值和学术价值，同时还具有前所未有的文献价值，这也是我们组织编写这套丛书的初衷所在。

中国中医药出版社
2000 年 10 月 28 日

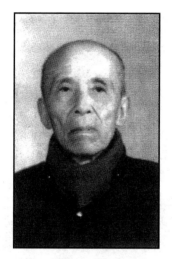

龚去非先生

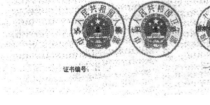

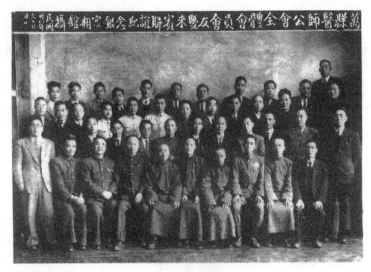

龚去非先生（前排右二）与医馆同人合影

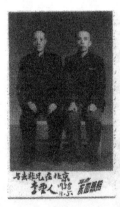

龚去非先生（右）
与李重人合影

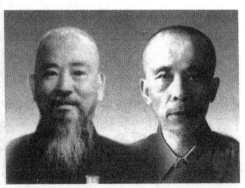

龚去非先生（右）与冉雪峰合影

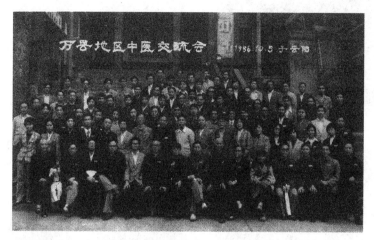

龚老（前排右九）与学术交流会代表合影

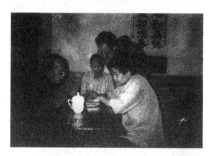

龚老在指导本书编委
蒲承润诊病

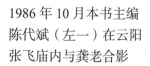

1986年10月本书主编
陈代斌（左一）在云阳
张飞庙内与龚老合影

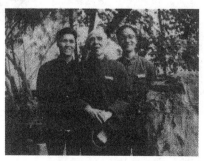

畢竟六月西湖中風光不与四時同
接天蓮葉無窮碧映日荷花別樣紅

遠上寒山石徑斜白雲生處有
人家停車坐愛楓林晚霜葉紅
于二月花

長期合作團結一心共商國事
民主和平振興中華四化同春

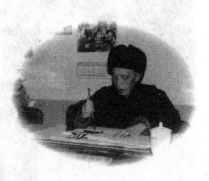

龚去非书法作品选

内容提要

　　龚去非老先生是原万县地区人民医院主任中医师，万县中医药学校学术顾问。本书主要介绍龚老从医70余年之临床经验及学术思想，分医家小传、专病论治、诊余漫话及年谱四个部分，重点突出专病论治。书中所及各部分内容是龚老生前几十年医疗经验的结晶，可读性与实用性强，临床参考价值高，是龚老留给后学们的一份宝贵财富，是中医药临床、教学、科研工作者及中医药爱好者不可多得的有益读物。

前　言

　　名中医是优秀中医临床人才中的佼佼者，是中医药学科领域的学术精英和宝贵财富。在中医学发展史上，历代名医为中医药的进步创造了一个又一个辉煌。他们留下的临床经验、诊疗技术、学术思想、经典著作以及文物史迹是中华民族的宝贵遗产，不仅丰富了独具特色和优势的中医药学，而且为中华民族传统文化的积淀与升华，为弘扬和培育民族精神建立了不朽的功勋。名医的最可贵之处是他们救死扶伤、悬壶济世的高尚医德，勇于实践、执着探索的创新精神和坚持唯物辩证法思想，并以此推动中医药学的不断发展。实践证明，名医是中医药学术发展的重要载体，中医药学的继承在很大程度上是离不开名医的。

　　万县作为长江三峡腹心地口岸城市，中医药学在历史上为推动其社会的进步产生过重要影响，并具有一定的中医药历史文化积淀。据史料记载，东汉初年民间医生涪翁行医于涪水，著有《针经》和《诊脉法》，流传至明、清时期，万县尚发现有涪翁著的《针经》残缺转抄本；南北朝名医陶弘景撰《本草经集注》收载了万县境内巫山一带的药物；后蜀时期四川医家韩保升在编《蜀本草》时总结了巴蜀各地医者的用药经验，万县地区的名医用药在其中占了很大的比重。在医家名录中，万县地区可谓名医辈出，人才济济。仅建国前全国中医名人志和地方志记载的就有近50人，其中明代4人，清代45人。这些医林人物中尤以王文选社会影响及学术影响最大，一生著述颇多。

当代医家冉雪峰、李重人、王渭川等早年都曾在万县地区行医讲学，后因工作需要，分别调往北京和成都。龚去非、郑惠伯自定居万县后，将毕生奉献给了万县乃至三峡人民，为中医药事业作出了贡献。

搜集整理三峡地区名老中医医疗经验及学术思想虽是我辈多年的夙愿，但因种种原因始终都只能是一厢情愿。待至2002年万州中医药学会重新注册恢复成立之后，在新一届中医药学会领导余甘霖会长的积极倡导下才进一步增强了编者发奋搜集整理三峡名老中医学术经验的信心。由于三峡地区名医众多，历史久远，时空跨度大，一时之间全部系统地整理到位实非易事，采用由近至远的办法，从身边熟悉的人物入手较为可行，故而首先考虑系统搜集整理龚去非老中医的临床经验及学术思想，并以此带动此项工作的深入开展。

其实，编写本书的目的不仅是为龚老个人树碑立传，更重要的是通过对名医的精湛技艺、学术思想、医德风范等资料的介绍来鼓舞后人，让后学从中受益。

同时，也是为了发掘祖国医学的瑰宝，探究名医成长的道路及成名成家的历程，供今天的习医者借鉴，使之更好地为人民健康事业服务。

本书在编写过程中，为尊重历史、尊重资料原型、务求全面，编者曾多次去龚老原住所向其家人搜集史料，向原跟随龚老多年的几位高徒了解情况，征集素材，以龚老原内部印刷本《医笔谈》为蓝本，在尽量保持《医笔谈》相关内容原貌的基础上，对原书中存在的部分中药处方用名欠规范、用量标注不统一及少量错别字等进行了必要的修改和校正，并适当补充部分新内容后续成此书。为保持龚老医案及医话原貌，书中均维持《医笔谈》中原文的第一人称；编者所加均以按语形式出现，且字体用楷体以示区分。

在此，衷心感谢万成荣、田捷春、黄宗湘、吴天铭、蒲承润、陈久棠等同人们在协助龚老整理《医笔谈》时所付出的辛勤劳动！感谢龚老长女龚本坚副主任医师、孙女龚江笔医师及付柏林先生在资料上所提供的方便！限于编者的思想境界及学术水平，书中若有不妥之处，期望读者批评指正。

编　者
2003 年冬月

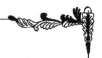

目 录

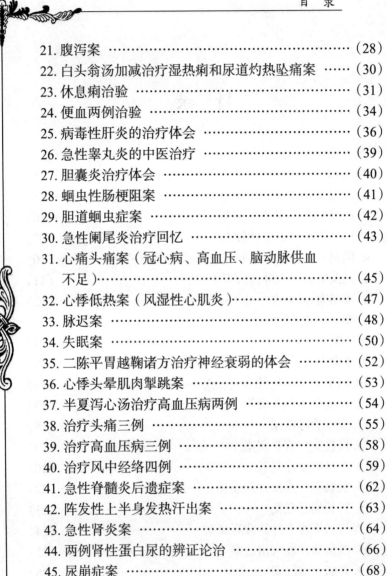

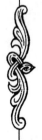

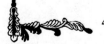

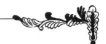

医家小传

　　龚去非（1908—1993），湖北黄陂县人，主任中医师，国务院政府津贴获得者，全国首批 500 名老中医药专家之一。

　　龚师幼时读私塾，13 岁时跟随胞叔龚厚塈学医，悬壶于汉口。抗日战争时入川到万县定居，拜名师冉雪峰学医 8 年，受益殊深。1951 年创办万县市第一联合诊所，并兼任所长。1956 年调入万县市人民医院工作，任主治中医师。1958 年调入万县地区人民医院（现重庆三峡中心医院）任中医科主任、副主任中医师、主任中医师，直至 1973 年退休。龚师退休后受聘于万县中医药学校及万县市中医院等单位任学术顾问，并先后带徒 10 余人。龚师历任万县市人大代表、市政协常务委员、市农工民主党顾问、四川省中医药学会理事、市书法协会名誉理事等职。

　　龚师以医为终身之己任，孜孜不倦 70 余载，经验丰富，学识渊博，长于内科、妇科、儿科，尤擅疑难杂病和脾胃病

的治疗，对温病亦有独到见解。一贯本着求实精神，严谨行医治学。在向病人、同行、典籍学习的同时，更加潜心研究方药的临床效应、药物的选择配伍。善用经方，活用时方，用药精专，每有药到病除、屡起沉疴之效，蔚成独具特色的学术思想和医疗风格。所著《医笔谈》，记载80余种病证，9篇医论，处处体现了"疾病无绝对的表里寒热虚实"的基本学术思想。八旬高龄时，又将《慢性咳喘》研制成电子文本。

龚师不但善于总结临床经验，而且敏于探索新知。在70余年的行医生涯中，反复推敲，仔细研索，悟出了十分有益的学术见解。先生认为，疾病是对健康的损伤，《素问》云"形与神俱"才是健康之人。荀子又说："性伤谓之病"。伤形、伤神、伤脏、伤腑、伤气、伤血、伤经、伤络之说在《内经》篇章中随处可见。对疾病的认识，其根本应从损伤着眼。有病常有症可察，亦有无症可察者，有症就有病。症者，疾病之征兆也。凡病人自身的痛苦感觉，体内外的客观体征皆可谓之，症既是病人就医的理由，又是医师辨证的凭据。病和症特别是病虽有表里寒热虚实之辨，但无绝对之分。因为病是本，是实质，是个性，是纵向观的；症是标，是表象，是共性，是横向观的。对此，唐代孙思邈早有精辟论述："今病有内同而外异，亦有内异而外同"。如同是内在的风心病，因病情轻重不一，外显症则差异极大；头部的、全身的、精神的因素及不同的内在疾病，都可引起相似的头痛；恶寒发热的表证是外感病的早期反映，内伤病则无。虽然病位在表，但可因邪循经内侵转为里证，通常以大热、烦渴、脉洪数的里热证多见，以无热、恶寒、脉沉的里寒证少见。外感病多热证、实证，一旦形成内伤病，不是热中有

寒、实中有虚，便是寒证、虚证；内伤病多寒证、虚证，如果兼夹外感病，不是寒中有热、虚中有实，便是热证、实证。表、里、寒、热、虚、实，张景岳称之为"六变"，徐灵胎命之为"六要"，关键在于察其变才能握其要。任何疾病都在不断变化之中，六变之象有明有暗，明中有暗，暗中有明。明者，是辨证论治的指针——表、里、寒、热、虚、实；暗者，常系传变的先兆，体现六变的内在关系——表中有里、里中有表，寒中有热、热中有寒，虚中有实、实中有虚。善握明者，药证相印，固然取效；善握晦者，应多精思，减轻症状，缩短病程，更可随机应变，先安未受邪之地，可较快地恢复健康。这是先生潜心几十年探索出来的独特学术见解，在一定程度上丰富和发展了中医理论。充分体现了祖国医学对立统一的辨证规律，保持了中医学整体观特色，而且对于指导临床辨证论治亦具有重要意义。

龚师善用仲景方治疗疑难杂病，常云："应用经方，贵在变通，通其理，变其法，活其用，审其脉症，随症加减"。其组方有法度，药少力专，结构严谨，历经古今，验之临床，疗效卓著。如麻杏石甘汤是一首治疗肺热咳喘的著名经方，但是单用此方治疗肺热咳喘，似嫌力薄效弱，加入银花、连翘或黄芩、黄连分别组成银翘麻杏甘石汤、芩连麻杏甘石汤，既能提高疗效，还可缩短病程。因为银花、连翘、黄芩、黄连是强有力的清热解毒燥湿药，与麻杏甘石汤相伍为用，更能切中肺热咳喘证的病因病机，也是先生最常用的有效验方之一。

龚师临证十分重视辨证与辨病相结合，认为辨病就要借鉴西医学知识；而辨证就应遵循传统中医理论，中西医结合，古今并用，取长补短，才能更好地充实、完善、提高辨

证论治的整体水平。

龚师认为，治病需治人，治人需治心，古今相同，切不可忽视。因为"心主神明"，是五脏六腑之大主。情志病可导致五脏六腑之功能紊乱，而临床症状纷繁多样，复杂多变。内科杂病可引起情志内伤，病由从生。临床上因病致郁、因郁致病而错综复杂，常使病情加重或加深，龚老把这种互有一定因果关系的医学哲理命为"情病循环"。因此，治情志病以治心为主，药治为辅；治内科疾病以药治为主，治心为辅。药治与心治二者有机配合，"神药"两调，对某些疾病确能收到事半功倍之效。

龚师不仅精于医道，而且酷爱文学和书法，晚年曾为市区许多名胜景点题刻作跋，留下不少书法作品，深得行家赞誉，不愧是医文并茂的一代名家。

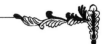

专病论治

（注：本部分内容病案部分均为龚老所记，故记叙时以第一人称出现，编者所加均以按语形式出现）

1.风温案一（大叶性肺炎）

陈某，男，31岁，农民，1979年7月6日初诊。

起病月余，开始恶寒发热，干咳喘气，经当地治疗无效，于6月18日和24日两次去地区医院做胸透检查，诊断为右肺中下大叶性肺炎。

患者形体壮实，壮热，微汗，口渴，干咳气促，舌边鲜红，无积苔，脉洪数。余并行胸部听诊，右肺呼吸音弱而下部呼吸音消失，估计肺底有积液。

辨证属温邪壅肺，兼挟热饮，主以清降肺火，佐以

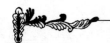

驱饮。

处方：麻黄、杏仁、甘草、生石膏、黄芩、知母、葶苈子。

7月30日二诊：自述上方服2剂，无效，请当地医生注射庆大霉素20多天，亦无效。仍干咳气喘，又增胸痛，午后及夜间均高热至40℃，昨又胸透，报告："右肺炎变，下部积液，侧位靠前有不张改变"，舌苔脉象同前。

原方加天冬、赤芍、黄芪、防己、桑白皮，将葶苈子增至25g。并嘱其停庆大霉素及其他西药。

8月2日三诊：上方3剂后退热，咳喘胸痛均减轻，将原方生石膏由40g减至20g，嘱其连服一周。

病者持本方连服15剂，体温一直正常，仍咳嗽。胸透复查见右肺炎变已吸收，胸腔少量积液，双肺纹理明显。改用沙参、马兜铃、黄芩、黄连、知母、天冬、桑白皮、罂粟壳等。以后途中多次相遇，均云无不适。

按：此例患者系肺热挟饮，龚师用仲景麻杏石甘汤加清热降气利水药取效，充分体现龚师临床辨证用药独创性。

2. 风温案二（大叶性肺炎）

1969年冬，一青年农民患大叶性肺炎，经西医收住二门诊简易病房，半月后无好转，病者要求回家，请余给中药处方。余劝其再住一周，观察疗效。

询悉患者体温上午38℃，下午及夜间40℃，盗汗，咳嗽剧烈，无痰，气促，胸痛。胃纳尚好，大便干燥，不恶

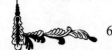

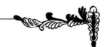

寒，口干不渴，审其形体消瘦，两颧红，舌色艳红，脉数有力。已作胸透 2 次，均见右肺中下叶大片炎变病灶。

诊时距起病已逾 40 天，发热一直不退，综合上述脉症，辨为温邪久羁于肺，消烁津液，肺阴已大虚，病势初涉险途。阴虚热炽，清肃无权，肺气失敛。治宜大剂润液养阴，降火，肃敛肺气。

处方：玄参 40g，天冬 30g，知母 30g，甘草 10g，连翘 15g，黄芩 15g，黄连 8g，生石膏 30g，赤芍 12g，葶苈子 12g，罂粟壳 10g。

服上方时停一切西药，一周后热退，咳嗽胸痛大减，X 线复查见炎变吸收大半，仍宗原方略为加减，病人带方回家。

按：此例风温由于日久失治，化火伤津而阴虚，降火润阴势在必投，两者相较，润液养阴尤为重要。以润液养阴为降火胜邪之本，故用大剂玄参、天冬、甘草等甘寒咸寒之品，合芩、连、知、膏苦寒辛寒，则养阴降火相得益彰，佐以肃降收敛肺气。

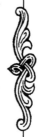

3. 风温案三（大叶性肺炎）

阚江壁，14 岁，1982 年 7 月 25 日初诊。

7 月 23 日开始低烧，流清涕，咽微痛，饮食减少，服辛凉解表剂小效。7 月 25 日，突然高烧不退，恶寒拥被，口不渴，身无汗，轻微干咳，大便已两日未解。唇干，舌红而干，舌根有垢苔，咽红，脉浮沉均数实（120 次 / 分）。

本病初起极似普通感冒，随即高烧无汗，病势继续发展则病属风温（风温四季均有，而以冬、春较多）。恶寒无汗为表气外闭；大便不行、舌根垢苔是胃肠积滞内结。高热持续，属外邪入里，肺气郁闭而阳明热炽。治当透表清里，而清里尤当侧重，即清里以透表，肺与阳明同治，清火，导腑气，保津，挫燎原之势，以免蒸痰夹滞生变。

处方：麻黄10g，杏仁12g，生石膏30g，甘草6g，黄连10g，黄芩15g，知母20g，生地20g，玄参20g，天冬20g，生大黄10g，枳壳15g。

7月26日二诊：胸透发现右肺中下叶大片浓深阴影，怀疑肺脓肿及心脏有病损（原有风湿性心肌炎，做过扁桃体摘除术），上午体温38℃，下午升至40℃，仍进上药。

7月29日三诊：上方已服3剂，每日热势逐渐下降，至此体温已正常。身有微汗，精神转佳，仍微咳，时咯黏痰，脉数已减（94次／分）。第3剂将大黄量减半，服药后一日解稀软便2~4次。

同日请西医查血沉90mm/1小时，抗"O"900U，心率快，心尖区Ⅱ级软性杂音，怀疑并发风湿性心肌炎旧病，注射长效青霉素1支（仅用此1支，也未用过其他任何西药），仍继续服中药观察。

鉴于体温正常，但脉快咳黏痰，认为前方宜改变。于是根据脉数、咳黏痰二症，用炙甘草15g、麦冬15g甘缓清润养心神以治脉数；用黄芩、知母、象贝、马勃、桑白皮清肺祛痰止咳；用旱莲草、女贞子养阴。以为可以清肃余邪、扶正气。

8月4日四诊：上方服4剂，不料又发高热如前，方悟及"祛邪务尽"，上次不应改变原方，以致温邪受挫又复燃。

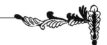

乃急更用 7 月 25 日原方，生大黄改为熟大黄 5g。

8 月 10 日五诊：服上述更方 2 剂后热退，又续服 4 剂，精神食欲均渐恢复，脉搏 90 次 / 分。清火解毒、保津活血之药仍不敢全停。

处方：银花、连翘、黄芩、黄连、玄参、天冬、赤芍、麻黄各 7g。

8 月 17 日六诊：胸透复查，请放射科同志会诊，见右肺炎变已大部分吸收，右肺中叶显不张。但症状均消失，仍用 8 月 10 日处方，隔日 1 剂，服 20 剂。9 月下旬复查血沉及抗 "O" 均正常。

此例风温起始受邪以肺与阳明为主，根据 "温邪化火伤阴最速" 原则，用降火保津为关键治疗，4 日退热，说明疗效较快，因热退而更方，经 4 日又高热如故，再用首次原方，又 2 日退热，共服 6 日，透视肺则炎症大部门吸收。既说明上述降火保津药物之不可代替，欲令症状完全控制，当续服周许时间，以期 "祛邪务尽"；又说明该方药功效是控制病因而愈病。降火保津法则方药繁多，余 50 余年临床观察，此病降火必用芩、连，保津必用知母、天冬、甘草，高热必加生石膏，或加赤芍活血，用之疗效可靠。若舍芩、连、知母等不用，或用芩、连降火而不用知母等保津，则疗效较差。有人说 "苦寒败胃"，又说 "气分温病开始，辛寒清且透，苦寒流不利于透邪"；余经验，苦寒用之得当，能健胃，苦寒与保津合用，清里即所以透外。此例初起卫表外闭，腑气内阻，故加麻黄开上焦透表气，加大黄除积滞通腑气，先后两次均显示疗效确实。而且肺部炎症消失后，又用原方减轻用量，隔日 1 剂，又续服一月余，血沉及抗 "O" 都转正常，可见热性病亦有守方守药之时。

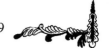

8月10日方中麻黄7g其意不在发表，而在宣通肺络气机，利气以活血化瘀，促使肺部炎变吸收。《本经》谓："麻黄破癥坚积聚"，故用之使清火保津、吸收病灶之功更完善。

4. 风温案四（大叶性肺炎）

余某，女，16岁，行政专署干部子女，1982年12月3日初诊。

1周前突发寒战高热，咳嗽气逆，咯白黏稠痰，痰中带鲜血。在地区医院胸透，见右肺二、三肋间一片密度增高、边缘模糊之渗出性病灶，疑为结核。经用西药治疗后，体温上午降低，午后仍高热持续。

就诊时咳逆较剧较频，仍咳血痰，询之身无汗出，口不渴，无胸痛，二便正常，舌边鲜红，无积苔，脉数。

证属寒邪外束卫表，肺内蕴热化火，津液被灼，损及血络，治以降火保津液为主，火降津升，血络自宁，佐以活血，加入透表，以清里为主，里清表自和。

处方：麻黄8g，杏仁12g，生石膏25g，甘草10g，连翘15g，黄芩15g，黄连8g，天冬20g，玄参20g，赤芍12g。

上方服4剂，身有微汗出，体温降至正常，咳逆大减，仍咯痰，未带血。

12月7日二诊：原方减麻黄用量，加桔梗煎水服。

12月10日三诊：胸透复查，右肺二、三肋间有少量絮状影，密度不均，边缘不清晰，较上次所见大为减轻。患者症状完全消失，仍时咯痰。原方继进。

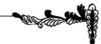

本例咳逆高热，发病于冬，根据中医应名冬温，其实是风温。冬温、风温均是西医的呼吸道急性感染疾患，中医学之风温与冬温，其证、脉、治三者基本一致。余因上举各病案同为一病不应二名，况且呼吸道急性感染四季均有，故余均以风温名之。

5. 风温案五（大叶性肺炎）

乔女，1.5 岁，万县大周公社五队人，1980 年 2 月 27 日初诊。

代诉：46 天前开始发烧，咳嗽气促，当地医治无效。本月 1 日入地区医院，X 线胸透示右肺上中叶炎变，住院 1 周热退，3 天后又突发高热，予庆大霉素静脉输液后，热势下降，但仍低热起伏。共住院 27 天，胸透 3 次，肺部炎变均无好转，故今日出院来要求用中药治疗。

患儿剧咳不已，气促而喘，不思饮食，大便几天一次，或干或溏，消瘦，精神萎靡，营养状况颇差，查体温 37.8℃（时值下午），舌质红干。

此为温邪久稽于肺，肺阴受伤，阴虚邪留，清肃无权，肺气不敛。治用增液滋阴以为清热解毒之本，敛肺化痰以平咳喘。

处方：生地 15g，玄参 15g，麦冬 15g，连翘 10g，黄芩 6g，黄连 5g，赤芍 6g，丹皮 5g，知母 12g，川贝母 6g，诃子 8g。

3 月 24 日前来复诊，据家长云：上次方药服 1 周后咳

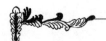

逆大减，低热退清，饮食渐复，一直服用该方。今胸透见右肺有少量边界不规则斑影及少许索状阴影，右胸膜呈带状胸膜反应，考虑为大叶性肺炎消散期，更方善后。

患儿发病 46 天，住院 27 天，不断给药输液，迅速控制高热，未见严重合并症。但低热久不退，日见虚弱，剧咳气促，不思饮食，特别是胸透 3 次炎症均无好转。改服中药 1 周后，体温正常，咳喘大减，饮食精神随之好转，3 周后胸透复查为大叶性肺炎吸收期。西医学认为肺炎由于致病因素不同，临床表现、合并症、病程、预后均不相同。病儿是由某种特殊病因，其经过应如此乎？抑或中医辨证用药起作用乎？愿就教高明。

6. 咳喘案一

穆某，男，55 岁，1981 年 11 月 5 日初诊。

患者有咳喘宿疾，每至寒季易感冒复发，胸透为慢性支气管炎，旬日来咳喘加重，痰黏稠难咯出，胸闷气阻，头身疼痛，恶寒无汗，夜间低热，早晨口苦，食欲不振，精神困倦，舌苔白干，脉微数。

证本寒邪束表，经旬不解，郁而化热生痰，是热因寒束，痰由热蒸，肺气闭遏，宣肃失职。拟辛温外透肌表，辛凉苦甘内清肺气，清润兼开降。药用麻黄、羌活、秦艽、杏仁、牛蒡子、连翘、黄芩、知母、麦冬、沙参、苏子。

11 月 10 日二诊：外证解，咳喘渐缓，痰仍不畅，夜热未尽。原方去麻黄、羌活之发表，加川贝母、桔梗、紫菀、

款冬花，着重内清肺气，疏润祛痰止咳。续服 4 剂咳止。

按：慢性支气管炎之咳喘往往由于气候变化诱发，初起必当审其有无外邪。患者咳喘经旬，仍头身疼痛、恶寒无汗，显系表寒实证，麻黄、羌活、秦艽解表于外；入夜低热，痰黏口苦，是寒郁热生，连翘、黄芩、知母清热于内。佐以杏仁、苏子、牛蒡子、麦冬、沙参，清润中寓化痰散结降气。立法遣药恪守慢支"发时治肺"的原则。

7. 咳喘案二（肺炎）

郑某，男，50 岁，1982 年 4 月 23 日初诊。

半月前患感冒，继而咳嗽逐渐加剧，5 天前胸透，见右肺炎变，两肺尖有钙化点。连续服用西药及打针，症状仍未缓解。

今咳嗽频作，伴轻度气喘，咯白色黏痰，量少难出，胸部牵引痛，入夜低烧，原有战伤旧疾复发（参加抗美援朝时右髋关节中一弹未取出，X 线片示右股骨上端慢性骨髓炎），咳时伤痛更剧。患者营养状况较差，形体瘦长，舌偏嫩淡，脉稍数。

外感后咳嗽至气逆痰黏痰少，是邪已入里化热，津液被灼为痰，清肃失司，肺气不利。治以苦甘之属，在清肺保津基础上利气祛痰。药用连翘、黄芩、黄连、知母、玄参、沙参、杏仁、桔梗、枳壳、苏子。

4 月 27 日二诊：症状略减，继进上方。

5 月 4 日三诊：咳减轻，已不喘，仍咳引胸痛。原方去苏子、桔梗、杏仁，加桑白皮、赤芍、川贝母，加重玄参用量（30g）。侧重润液降火活血。

5月11日四诊：胸痛除，咳大减，睡眠饮食渐正常，仍用三诊原方。

5月18日胸透复查，右肺炎变吸收。

按：本例为肺热壅盛证，用连翘、黄芩、黄连旨在清泻肺中之郁热，知母、沙参、玄参清热生津，杏仁、桔梗、枳壳、苏子降气平喘以止咳，从而收到良效。

8. 咳嗽案一（肺炎）

陈某，男，中年，1982年4月2日初诊。

1个月前因受凉后咳嗽，渐次加重，在当地治疗无效，近数日至地区医院胸透，发现左肺有炎变。

患者咳嗽较剧，咯痰黄稠量多，无脓臭，咯痰后即感快意，无喘促、胸痛、恶寒、发热等症，食欲减退，精神欠佳，舌质红，苔黄略干，脉滑数。

此为痰热瘀浊蓄结肺络，耗损津气，阻碍清肃。先拟化痰降浊、清热解毒，痰浊去则津气自复，用千金苇茎汤加味。

处方：鲜苇茎、冬瓜仁、薏苡仁、桃仁、瓜蒌仁、半夏、桔梗、枳壳、连翘、黄芩、黄连。

4月23日二诊：咳嗽渐缓，浓痰仍多，予上方加紫菀疏肺。

4月30日三诊：痰量减不足言，胸闷，更加葶苈、大

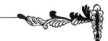

枣以增强其排痰泻肺之功（葶苈子 25g）。

5月4日四诊：浓痰明显减少而清稀，但右侧慢性中耳炎复发，耳内疼痛，压痛甚，宜并治之。用龙胆草、栀子、连翘、黄芩、黄连、玄参、天冬、赤芍、枳壳。

5月7日五诊：诸症均消失，予银、翘、芩、杏、桔、枳、花粉、麦冬等善后。

按：本例始因感受温邪，日久不解，内舍于肺，熏灼津液，蒸化痰浊，导致肺炎。初诊虽有伤津之象，但开始不宜用柔润药，故取千金苇茎汤为主，尤在泾称此方"具下热散结通瘀之力，而重不伤峻，缓不伤懈"。更加黄芩、连翘、黄连清热，瓜蒌、半夏化痰，桔梗、枳壳利气。服之近一月而痰量不减，合葶苈大枣泻肺汤后，稠痰方明显减少，可知痰热蓄结之不易清除。

其后并发中耳炎，亦是由于肺卫失调，外邪乘虚而入，故可同时治之。龚老经验，以龙胆草、栀子、黄连合增液汤治急性中耳炎有良效。

9.咳嗽案二（慢性支气管炎）

秦某，女，13岁，万县市电报路小学学生，其母为该校教师，1986年1月31日登门求诊。

其母代诉：小女患慢性支气管炎3年，每到寒冬季节咳嗽反复不断，近日咳嗽不停而严重影响学习。听其咳音较干亢，痰白黏稠难咯出，不发热，不恶寒，脉象较数。听肺呼吸音粗糙，偶有干性啰音，心音正常，但呼吸加快。证属痰

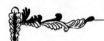

湿不化，肺气受累。治以燥湿化痰，止咳平喘降逆。

处方：麻黄8g，半夏12g，知母15g，紫菀15g，射干15g，黄芩12g，牛蒡子12g，瓜蒌12g，款冬花15g，苏子15g。每日1剂，水煎取温服。

服此方4个多月（其间有时略有加减），咳嗽完全消失，肺部干性啰音也正常。

按：本例系素有慢性支气管炎的基础上遇外感而加重。常规治疗大多选银翘散或麻杏石甘汤加味，而龚师用自拟治咳嗽验方取效，其中牛蒡子、瓜蒌壳是目前治疗小儿热性咳喘证的常用药。

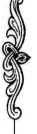

10.咳嗽案三（慢性支气管炎）

穆某，男，58岁，万县市政协干部，1987年10月5日就诊。

患者自诉患慢性支气管炎8年，受凉即咳喘，近日咳嗽加重，痰色白而黏夹黄稠，不易咯出，上楼时表现气紧气急，食欲差，舌苔薄而淡黄，脉象较数。治以清热燥湿，化痰止咳。

处方：麻黄10g，苏子15g，瓜蒌皮10g，瓜蒌仁10g，知母18g，紫菀15g，射干15g，半夏10g，黄芩15g，款冬花15g，牛蒡子12g。

每日1剂，水煎服。共服7剂咳喘消失。

按：本例因有慢性支气管炎宿疾，今因复感外邪而加重咳喘，但热象并不突出，故拟燥湿化痰法取效。

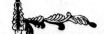

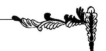

11. 哮喘性支气管炎案

薛峰，男，4岁，系万县中医药学校毕业生薛义之子，1987年11月8日来家求诊。

据家长讲，孩子患哮喘性支气管炎反复发作已1年许，每因外感引起咳嗽，继而续发哮喘，每日发1~2次，经过1周以上才能缓解。哮喘多发于夜间，咳嗽时喉间有痰鸣音，消化尚好。此次发病已近10天，用中西药虽热退，但咳喘不减。

查体：患儿精神状况尚好，双肺散在湿性啰音，苔黄腻，脉数。证属热性哮喘。拟清热化痰，降气平喘法。

处方：麻黄6g，苏子10g，瓜蒌8g，杏仁6g，黄连8g半夏10g，葶苈子12g，射干10g，北细辛3g，黄芩10g，知母12g，地龙10g，胆南星6g。水煎服，每日1剂。

服上方4剂，咳、哮均消失，肺部湿性啰音已消失，停药。

按：本病的发病机理为痰饮内伏，每因外感而诱发或加重，且儿童患病每以热证居多。龚师在清热化痰、降气平喘的同时加用地龙一药，是取其缓解支气管平滑肌痉挛之意。

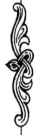

12. 支气管哮喘案

芦某，女，27 岁，万县市保险公司职工，1985 年 10 月 26 日来市中医院门诊部就诊。

诊时患者自诉阵发性哮喘已 3 年多，每天夜间发作，发作时呼吸困难，喉间哮鸣，不能平卧，不咳，至黎明前发作渐次缓解，此时则咯出大量白色泡沫样稀痰。并不断请西医或中医诊治。西医诊断为支气管哮喘，用药能控制症状，但停药又发。中药亦能减轻症状，但时间长了中、西药均效果不明显。近来服西药"氯喘"片，每日 6 片，分 3 次口服，不能停药，亦不能减少药量，停或减药即发。因而再请中医诊治。

查病人在不发病时无自觉症状，听肺呼吸音正常，不咳，营养状况好。舌质偏淡，脉平和，开始用麻黄射干汤，嘱病人逐渐减少氯喘片用量，因该药只能减轻发作症状，不易控制病情。后按照寒喘治疗，拟化痰平喘法。

处方：麻黄 12g，葶苈子 15g，北细辛 6g，制川乌（先煎半小时）12g，厚朴 12g，射干 15g，地龙 15g，半夏 12g，花椒 5g，苏子 15g，干姜 10g，五味子 5g，胆南星 12g。水煎服，每日 1 剂，取温服。

服上方逐渐减少氯喘片用量，可以控制症状，3 周后每日只服 1 片，或只服中药不用氯喘片。服中药选择在夜间服用较好（1 剂药可服 2~3 天）。如此 3 个月许未发病，但偶因受凉后自觉胸闷呼吸不畅，迅即消失。劝病人停药，随访

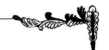

1 年未发病。

13. 慢性支气管扩张案

涂某，男，58 岁，万县市统战部部长，1987 年 11 月 4
日求诊。

患者自诉 3~4 个月前因患大叶性肺炎咯血而住进万县
地区人民医院，经治疗症状消失，X 线检查示肺部炎性病灶
吸收，但听诊肺叶后侧下端有细湿鸣音，西医师嘱出院在家
服用西药，经过 2~3 个月治疗，湿鸣音仍未减，西医主治
医师介绍其服用中药，故前来我家商诊。

询其患者，有慢性支气管扩张咯血史，采用手术切除支
扩部分。现在无自觉症状，但每到清晨咯血夹黏液痰，量不
多，并不咳嗽，但上楼时常觉有点累。前几天痰中带针头大
小血点 1 次。查舌、脉、苔等均正常，消化正常，肺叶后侧
下端有散在湿啰音，左侧较明显。按痰湿郁热证组方，西药
仍照常兼服。

处方：麻黄 6g，射干 15g，苏子 15g，半夏 12g，厚朴
12g，白芥子 6g，北细辛 5g，黄芩 15g，黄连 6g，知母 15g，
甘草 8g，茯苓 20g。每日 1 剂，水煎服。

1987 年 11 月 19 日复诊：服药 14 剂见有小效，肺部湿
啰音减少。寻思病起于大叶性肺炎之后，感受外邪羁留无
疑，西药久治不能完全治愈，应是正气驱邪无力，病人无自
觉症状，恐是因病仅局限于一隅无关大碍之故。劝病人暂
停西药，专用中药（征得西医医师同意），于上方中着重加

入益气药以通阳逐饮，清热解毒药不变，温清并用，以温助清。

处方：麻黄 6g，半夏 15g，党参 20g，干姜 10g，黄芩 15g，知母 15g，北细辛 6g，葶苈子 20g，黄芪 30g，五味子 18g，黄连 8g，花椒 5g，厚朴 5g，甘草 8g。

服上方 10 剂后，经与西医医师共同听诊，湿啰音显著减少，嘱原方再服 10 剂，湿啰音完全消失。

按：支气管扩张本为青少年时期的常见病，多因肺部感染而发病。本例患者为老年，病始于大叶性肺炎咯血，并有慢性支气管扩张咯血史，在一般情况下，治疗颇有一定难度，龚师用自拟验方兼服西药治疗，其经验值得借鉴。

14. 百日咳治疗经验

百日咳，中医学称为"疫咳""顿咳"。中华人民共和国成立前本病发病率甚高。余经治者颇多。解放后由于广泛施行预防接种，本病发病率已大为降低。目前该病已属少见，且症状多轻微不典型。

因患本病来我处就诊者，多为学龄前儿童，偶有个别成人患者。我在临床实践中体会到，中药治疗本病效果较好，可丁 1 周左右使痉咳停止，余症减轻。2 周左右治愈。

本病初起颇似一般外感咳嗽，鉴别不易。至痉咳出现，则咳嗽阵发，咳则面红耳赤，涕泪交流，继而呕吐，吐出黏痰为止。痉咳频发者可每日 10 次以上。多伴面目浮肿，或鼻衄咯血。少数可伴壮热气喘。

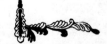

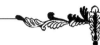

　　中医学认为，本病先由外感风寒致肺气郁阻。郁久生热，热则煎津为痰，致痰热胶结肺络，肺气因之宣发肃降失常，上逆而咳。故前人论本病治疗，既调肺气，又攻痰热。我的点滴体会是：痉咳期调肺气，当以肃降为主，佐以宣发。然专降不宣，亦难顺其降。攻除痰热，当以清热为君，臣以润液，佐以除痰。因痰由热蒸而来，清热乃治生痰之因。

　　我治百日咳习用验方射干麻黄汤加减：麻黄、射干、紫菀、百部、葶苈子、苏子、海浮石、黄芩、黄连、知母、天冬、甘草。方中麻黄（轻用）开肺气于外。射干清降佐之。紫菀辛润开肺气于内，百部苦甘润降佐之。葶苈子、苏子、海浮石均降气，且能祛痰热。清热则用黄芩、黄连之苦寒。知母、天冬润肺。甘草甘缓，止咳解毒。本方虽宗射干麻黄汤，但射干麻黄汤偏于宣发、祛痰、温化；经加减后本方偏于肃降清化热痰。余用此验治百日咳，常收到较好的效果。

　　病案举例

　　①李某，男，1岁。1982年9月1日初诊。

　　患儿咳嗽半月。曾在西医儿科门诊就诊，诊断为百日咳，用西药无效，遂改用中药。现患儿痉咳阵发，夜间较重，不发热。予麻黄、射干、苏子、紫菀、百部、黄连、知母、甘草。守服8剂病愈。

　　②张某，男，4岁。1982年9月18日初诊。

　　咳嗽2个月，近20多天出现痉咳，有时痉咳竟连续约半小时。面部浮肿。投麻黄、射干、苏子、百部、半夏、黄连、黄芩、知母、马勃、甘草。服药6剂，痉咳大减。仍宗原方，又5剂而病愈。

　　③殷某，男，5岁，1981年8月12日初诊。

其母代诉：咳已 2 个月，近半年来呈阵发性痉咳，咳声高亢，无痰，不喘，亦不发烧，咳时头及背有汗，白天发作次数较多，夜间偶尔亦咳嗽，渐致食欲减退。经西医诊治，否认百日咳，虽两月来未断药，但始终无效果。

查患儿发育一般，眼睑微肿，精神略显萎顿，舌脉尚属正常。

古人以有声无痰为咳，有痰无声为嗽，咳因肺气上逆，嗽因痰湿内动。患儿干咳无痰，不热不喘，是内无痰阻，外无表证，必因温燥之气伤肺，娇脏有失清肃，治当清之润之，稍作收敛，以复其清肃之性，不得予寻常止咳剂，否则肺气愈伤矣。用麦门冬汤加味：麦冬、天冬、沙参、甘草、半夏（轻用）、连翘、黄芩、知母、诃子。

1 周后复诊，已基本痊愈，续予上方 3 剂以巩固疗效。

15. 胸痛案（渗出性胸膜炎）

陈某，女，36 岁，教师，1982 年 4 月 27 日初诊。

右侧胸胁钝痛 2 个月，时轻时重，1 周前经地区医院胸透检查，见右胸腔有少量积液，诊断为渗出性胸膜炎。用过链霉素数天，发现头晕耳鸣而停，请中医治疗。

患者营养状况正常，平素无咳喘，无潮热盗汗，唯午后精神困倦，晨起咯稠痰，活动时稍感气促，舌苔黄白相兼，脉平。证属湿热久郁，阻滞肺络，妨碍气机升降。治疗着重利湿清热，宣降肺气，佐以活血通络。药用麻黄、杏仁、桔梗、枳壳、桑白皮、黄芩、冬瓜仁、茯苓、泽泻、赤芍、桃

仁、鲜苇茎。

4月30日二诊：前症渐减，原方继服。

5月4日三诊：平时胸痛已除，但活动时胸部肌肉有撕裂样阵痛，改予清火润液方。药用天冬、麦冬、玄参、黄连、黄芩、桔梗、枳壳、蒲公英、白茅根。

5月11日四诊：胸痛消失，原方再服以巩固疗效。5月17日做胸透复查，见右侧胸膜变钝，未见积液。

本例为胸膜炎轻症，胸腔积液少，咳逆、寒热、气短等症均不突出。根据右胸钝痛，结合咯稠痰，午后神倦，舌苔黄白相兼，知为上焦湿热郁滞，气机升降不利，以麻、杏、桔、枳宣开上焦，畅利气机，芩、知、桑皮清泻肺热，泽、苓、冬瓜仁、苇茎等导湿利水，使上焦湿热随肺气肃降而下行；胸痛日久，加用赤芍、桃仁活血通瘀，所以收效较快，病者在三诊诉活动时胸部似有撕裂样阵痛，为病后伤津、燥邪干涩之象，故改投润液清火而安。

16. 胃脘痛泛酸案

张某，女，64岁，退休干部，1982年4月23日初诊。2年前在地区医院行胃肠钡餐检查，确诊为十二指肠球部溃疡，今胃痛复发月余，连续服中、西药无效。

胃脘部钝痛，饥饿时明显，得食痛缓，伴灼热泛酸，手足心热，时时面红火升，心烦自汗，劳后更甚。其人形体消瘦，舌质嫩红，苔中心白黄相兼略厚，脉略数，脘腹部有按压痛。

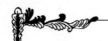

分析：胃痛日久，饥饿则甚，多属虚证。面红火升，烦热汗出，则为肝郁化热、伤及阴分之象。肝病犯胃，胃受克伐，湿热郁蒸不化，气机壅滞，则痛而泛酸。当肝胃同治，柔肝用益阴、解挛活血，和胃用化浊制酸。药用白芍、甘草、麦冬、天冬、丹参、红藤、川楝子、半夏、佩兰、茵陈、乌贼骨、左金丸。

上方服 3 剂后，上午已不疼痛，仅下午饥时微痛，仍泛酸，继续用原方加减，至 5 月 18 日来诊时，自述已于 1 周前症状消失。

17. 气从下腹上冲胸背胀痛案

陈某，男，31 岁，工人，1982 年 6 月 11 日初诊。

腹部、胃脘、胸胁、背部等走窜胀痛 3 个月，午后加剧。钡餐透视意见为：①胃窦炎；②十二指肠球部溃疡？

患者体格壮实，不嗳气，不呕吐，饮食及二便尚属正常，自述脘腹痛甚时觉头额亦胀痛不安，必须至头出微汗后方逐渐缓解，在工作中常有不顺利之事，情绪欠佳。按其脘腹无明显压痛，舌无积苔，脉平。当时认为属肝胃不和，气机郁滞，予柴胡疏肝散合半夏厚朴汤 3 剂。

6 月 14 日二诊：上方服后无效，乃细询患者，知疼痛发作时自觉有气从下腹开始向上攻冲，渐至腹脘胸背，最后若冒眩状汗出而解，大便或一日两次，或二日一次，有不畅感。寻思气从小腹上冲，证似奔豚，但全无虚寒之象，自与阴寒上逆之奔豚有别。不嗳气不呕吐，也与柴胡疏肝散脉证

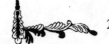

不符。本病虽属气机郁滞而起，但气机之畅利则有赖于各脏腑之功能协调，如脾之升，胃之降，肝之疏泄，肺之宣肃。而肺能上开治节，与大肠相表里，主一身之气，此证有大便不畅，头汗而解，可试上下分解之法，上开肺气，下顺传导，是以因势利导而治其气。用厚朴三物汤加入宣降肺气之品，试观其效。药用厚朴20g、枳壳15g、熟大黄5g、槟榔、台乌药、云木香、防风、苏叶、苏子、杏仁、香附各10g。

6月18日三诊：上方连服5剂，每日大便1次，顺畅，诸胀痛随之消失，但胸骨后及背部时有微痛，改方用桔梗、枳壳、藿香、厚朴、降香、丹参、苏叶、香附，服后诸症均失，停药。

18. 溃疡病并发大出血案

吾三子龚本敬，时年22岁，1966年深秋回家探亲，因下黑大便入地区医院，诊断"上消化道出血"，出血停止后出院。逢余巡回医疗结束返家，见其面容苍白，体质颇弱，询其发病过程中均无疼痛，不泛酸，唯有时感觉腹内难受，喝红糖水即能缓解，病后饮食尚好，大便正常，于是以饮食调养为主，未再予中药。不料返回工作单位后，每年冬季均有大量下血或吐血发生，每次住院输血约1000ml，曾摄片七八次，确诊为十二指肠球部溃疡。1970年专程回家医治，见其形体消瘦，腹部如舟状，但精神尚好，饮食二便如常，仍喜喝红糖开水。乃为其制定治疗方案：①鸡汤培补，因余患溃疡病，汤药效果均难持入，后用鸡汤食疗，控制症状多

年，故用之。②时予少量预防出血的中药煎剂；③制干浸膏中成药，便于较长时间服用。方为：旱莲草、天冬、甘草、槐米、地榆、白及、栀子、乌贼骨、枯矾、延胡索，诸药共研细末，另将蜂蜜煮沸离火，将药粉倾入拌匀即成。每次服半食匙，日3次。

余制此干浸膏方时，首先考虑的是如何控制出血复发。当然，吐血便血的原因自是溃疡侵蚀血络，但每次出血必得大量输血方能止血者，可能与自身止血机制不足有关，或兼有痈肿败肌等妨碍凝血机制。选用旱莲草、天冬、栀子等养阴清虚热；地榆、槐米凉血止血；白及、甘草散痈肿败肌；乌贼骨、枯矾、延胡索收敛并顺气活血。

上法治疗后至冬季未再出血，嘱其每年入秋即开始服用，连服数年。现已13年未复发此病，亦云幸矣。

19. 胃痛兼痛经案

胡某，女，29岁，1982年7月3日初诊。

胃痛反复发作8年，自述于下乡落户时，始因受寒得之。胃痛持续存在，剧时须用拳头紧抵胃脘，进食后亦难缓解，伴肠鸣，有攻冲感。每月经期必腹痛，胃痛亦随之增剧。月经周期50~70天，经量不多，1周左右方净。舌脉无异。

诸证符合受寒，寒邪既可内攻脏腑，又可留滞经脉，气血凝涩，不通则痛。《内经》云："寒气入经而稽迟，泣而不行，客于脉外则血少，客于脉中则气不通，故卒然而痛"。

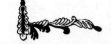

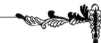

患者虽两病俱存，而病因则一，治当温散寒邪。胃痛因寒积里虚，用大建中汤加味，痛经宜当归四逆汤，分治之。

处方：干姜、蜀椒、党参、高良姜、荜茇、白芍、香附、饴糖，先煎诸药，去滓，再纳饴糖煎 5 分钟。

上方连服 10 剂，胃痛未发。经期用当归四逆汤，亦愈。

《金匮》大建中汤主治"心胸中大寒痛，呕不能饮食，腹中寒，上冲皮起，出见有头足，上下痛不可触近"的寒疝里虚证。条文所述之典型症状，临床并不多见，类似现代肠梗阻之肠型。余临床用治积寒里虚胃痛、腹痛，痛喜热熨，或蛔虫所致之绕脐作痛等。治虫痛，则去方中之饴糖，合平胃散、芍药甘草汤，止痛良效，亦能下虫。回忆 1953 年炎夏治一腹痛患者，体壮实，因暴食生冷发病 2 日，用西药不能去痛，就诊时双拳抵住腹部，翻滚于床榻，面色青晦，冷汗时出，脉沉迟，予大建中汤，一日夜尽 2 剂，痛若失。

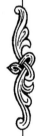

20. 腹胀案（胃下垂）

朱某，男，66 岁，本市采石厂退休干部，1981 年 12 月初诊。

食欲减退已数年。近 1 年来自觉腹胀，于数月前开始腹胀加重，经治疗无效。1981 年 11 月 26 日在卫校作胃肠钡餐发现胃下垂 12cm。

患者形体高而瘦，面少华色，精神倦怠。自云"往昔身体尚好，在文化革命期间被捆挨打，上肢受伤，天阴即痛，后来逐渐饮食减少，每餐只能吃一小碗软饭，食后腹部胀

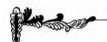

满不适"。问其大便，数日一行，时干时稀不畅，头晕乏力，行动觉累，查中、下腹均较饱满，压之不适，舌质淡，苔白中厚湿润，脉沉弱。

分析：病起始于惊恐忧郁，食少已经数年，此脾胃久伤，运化无力，致气滞于中，久之中气虚，且因虚而下陷矣。治当助运化以消壅滞，益中气以举陷下，用药不可单用呆补填塞，亦应注意避免消导耗气。用黄芪40g、桂枝12g、当归12g、枳壳20g、云木香、砂仁、神曲、升麻、柴胡各10g。

嘱其服药后若症状减轻，即当继续服用，不拘剂数。至1982年6月25日，因患其他病来诊，据云去年治胃下垂之方，服3剂后症状减轻，食欲改善，共计连服40剂左右，直到腹胀消失。曾于3月2日仍到卫校做钡餐复查，云："上消化道未见异常"。

21. 腹泻案

余治一般腹泻常习用胃苓汤。该方出自《证治准绳》，功能温脾利湿，新感寒湿而致者用之颇效。回忆1938年秋，余初至万县市，门诊患者多为新起之腹泻，且以外省人特别是湖北人为多，皆因避难入川，民间谓此种腹泻是由于"水土不服"，余处方一律用胃苓汤，投之辄效。

实际上腹泻病因极复杂，外感、内伤、饮食、情志，或脏腑功能偏衰，均能导致腹泻，远非胃苓汤一方所能尽疗。均宜辨证求因以治，然始终用药均难生效者并不少见。下面

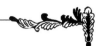

仅举偏寒湿之腹泻数例以说明之。

方某，男，干部，1980年患肠鸣水泻，每日2~3次，住地区医院一月余，诊断意见为小肠吸收不良，西药中药并用，均无效。出院商治于我，询悉无腹痛后重，饮食正常，全身情况均尚好。余先用平胃、四神等，不效。改为理中合四神，又不效。思病者年逾六旬，肾气当虚，认为必有命火不能温煦脾土之病机，治疗不应等待肾阳虚证出现而应及早图之，改用附子理中加北辛细5g、罂粟壳10g，嘱服3剂。越数月遇于途，言此方共服4剂，泻止，未再复发。

余某，男，50岁，钟鼓楼饲养场干部，1982年某月初诊。肠鸣腹泻近20年，大便稀糊状，每日泻2~4次，便时腹中微痛，查大便偶见白细胞少许，视其面色无华，舌偏淡而多见瘀斑，拟用理中合痛泻要方，再加黄芪、草豆蔻、五灵脂以温通脾阳、升清降浊、平肝散郁、益气化瘀，方中重用防风20g，治疗两月余，大便成形，每日1~2次，腹痛止。

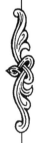

本市卫校某青年女教师，腹泻2年许，食量大减，形体消瘦，面萎神倦，商治于余，断断续续服药近20剂，先用温脾肾、调肝脾，均不效；后因腹胀较甚，改用平胃加木香、草豆蔻、枳壳、槟榔、薤白等，腹胀大减，大便成形，此虽短暂减轻症状，说明行气亦可缓解腹泻。

吾外孙阚江澜，出生后3个月，长期泻蛋花样大便，日4次以上，中西药均无效果，余后于治泻方中加用少量罂粟壳，煎后浓缩便于服用，不料家人喂药过量，服后即泻止，但安睡不醒，呼吸深长，呼之摇之不应，方悟为罂粟中毒，送医院输液，第二天方清醒。罂粟含有吗啡成分，应为婴儿禁药，中药学缺乏此类记载，余亦见不及此，又加上服药过量，几至偾事。

22. 白头翁汤加减治疗
湿热痢和尿道灼热坠痛案

湿热痢为痢疾病的常见证型。以腹痛，里急后重，下痢赤白，身热，舌红，苔黄，脉数等为主症。化验多为细菌性痢疾，少数为阿米巴痢。

在旧中国，痢疾发病率高，每于夏秋流行。现该病已大大减少。余从事临床50余年治此病甚多，从临床中体验到用中药治疗此病近期疗效高且速，转为慢性者鲜见。

余治湿热痢，以白头翁汤加白芍、甘草、木香、槟榔。若高热，随加薄荷、生石膏、知母或熟大黄，或青蒿，服药后多在3日内消除症状，连服1周巩固疗效。治愈后少见有复发者。

1958年，余在万县地区医院工作时，曾患腹痛后得下黏液便，1日7~8次，体温正常，大便培养福氏杆菌生长，诊断为菌痢。西药师主张用氯霉素。余因中药甚效，婉谢。用白头翁汤3剂症状消失，服1周停药，从未复发过。

仲景立白头翁汤治"热痢下重"迄今已1700多年。古往今来，历代医家用之治愈痢疾千百万人，至今仍疗效高速，为医林所习用。常思久用而疗效不衰其理安哉？深愿学者能进一步研究它。

昔唐容川论肠风便血实证曰："风平火息而血自宁，宜宗仲景白头翁汤之意，其清火息风较为有力。"又论白头翁

曰："一茎直上，得木气之和，平木息风，使木气上达而不迫注"。余对此另有所悟，以治尿时尿道灼热坠痛有良效。

1957 年，余在万县市人民医院工作时，夏令突发小便时感尿道灼热刺痛下坠，无尿频尿急，查尿常规阴性。西医认为是尿道炎，余据"肝脉络阴器，木火郁遏迫注"，拟白头翁、黄柏、秦皮、海金沙、天冬、麦冬、车前仁、滑石、甘草梢。以白头翁、黄柏、秦皮等平肝清火解迫注，余药则清金制木、滑利尿道。煎出药汁如胶羹，其味甘苦适口，2 剂症如失。

1982 年暑天，罗某老母，诊前 20 天行尿道息肉切除术，续发尿道持续灼热，下坠，不痛，尿常规阴性，余用白头翁、玄参、天冬、升麻、滑石、藿香、茵陈，3 剂而愈。亦"平木息风解迫注"。因其人素有阴虚，且在暑天，故用药如此。

按："在旧中国时，痢疾发病率高，每于夏秋流行，现今该病已大大减少"。寥寥四语，就把新旧社会的卫生面貌作了鲜明对比。白头翁汤为治痢专药，医者尽晓，能治尿道灼热坠痛，恐知者较少。于此，可窥龚老的精细点。

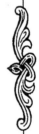

23. 休息痢治验

罗某，男，35 岁，万县地委干部，1978 年 2 月 19 日初诊。

腹痛后重，泻下黏液稀便，偶有脓血，时发时止，逾 18 年。1960 年秋因腹泻前往省人民医院诊治，医云：阿米

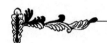

巴痢。给服卡巴砷 10 天，症状缓解，半年后复发。从此时发时止，曾多方就医，能获小效，难收全功。

1977 年 12 月 20 日，在重庆医学院第一附属医院作乙状结肠镜检，报告云："肠镜直入 20cm，见肠壁普遍充血，伴粟粒样疱疹状物，模糊不清，又于直肠距肛门 10cm 六点处有一直径约 3cm 表浅溃疡，基底暗红，有分泌物，边缘与肠黏膜平行，不出血，余未见异常"。

初诊时患者腹痛后重，泻下黏便，痛在脐周和少腹。便稀如料粥，1 日 3~5 次，无脓血，食少，乏力，舌淡，苔灰而粘。询悉既往每因食生冷或油腻即发病。发作中多次查大便，均未见阿米巴原虫。

余思之，腹痛后重，泻下稀便及白色黏液，病本大肠湿热。久病食少、乏力、舌淡，少腹痛，脐周又痛，乃属脾阳不足，邪留正虚，寒热错杂之证。治宜寒热并用，理中汤加香连芍甘，温脾通阳理气，清热燥湿柔肝，寓除邪于扶正之中。

处方：党参、白术、干姜、甘草、白芍、广木香、黄连、公丁香、吴茱萸（后二味用小量）7 剂。

二诊：腹痛后重大减，纳食转香。仍稀便肠鸣，便夹白色黏液，改理中为平胃，余同前，又 7 剂。

三诊：诸症悉退，叮嘱患者不可因小效则疏忽，当慎饮食，坚持服药。仿乌梅丸法，白芍、甘草、干姜、北细辛、黄连、黄柏、木香、乌梅（或诃子）共八味为基本方，意在温清并用，通塞并举，清者清热燥湿坚阴，温者温痹通阳理气，以温助清，正伸则邪除也。通者通其郁陷，塞者缓其滑泻，不通则不塞，通所以善其塞。再根据病情加减，如有寒湿邪胜，无后重而但肠鸣稀便，则加苍术、厚朴、肉豆蔻，

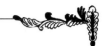

减轻白芍用量。若里急后重下黏液，则选加槟榔、熟大黄、白头翁，少佐吴茱萸，重用白芍。如此治疗约3个月左右，诸症遂完全消失。1978年10月24日，患者在上海第一人民医院作直肠镜复查，报告云："肠镜直入27cm，见肠壁轻度水肿，但血管清晰，未见溃疡，未见新生物。"

近来询悉患者，得知停药后胃纳一直佳良，形体渐充，痛坠根除。仅在停药之初偶有稀便，日1~2次，内有少许黏液，经1~2日不药自愈。到现在（1983年夏）已5年大便正常。

余在所治下肢慢性肿疡和牙龈慢性炎症二病例中，均见先用西药抗生素不效，单用中药清火解毒不效，改用羌辛芎芷（病位在表）配芩连和增液汤良效，是温清并用，以温助清而奏效。此用姜、辛、白芍、乌梅（病位在里）配芩连，亦是温清并用，以温助清之例，且有以通助塞之功。余以为赖姜辛等之温通扶阳气，开营卫之郁闭，再配伍芩连等之清热，白芍、乌梅之柔敛，以使阳回气转，如春回大地，生机盎然，所谓以温助清，以通助塞，扶正除邪，均此意也。

李某，男，45岁，忠县官坝区干部，1981年10月24日初诊。

腹痛后重下黏液便5年，地区医院经直肠镜检诊断为溃疡性结肠炎，近来大便干结如羊屎，外附黏液。

视病者形体较瘦，精神及营养状况正常。询悉长期大便不规则，或硬结，或稀溏，均有黏液及腹痛后重，并伴腹胀、嗳气、咽哽、时或失眠，所述病情繁复，顾虑良多。下腹有压痛，舌脉无异。

根据腹痛后重黏液便及下腹压痛等症，属大肠湿热。五

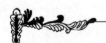

年之疾，大便时结时溏，脾气已虚，正虚邪留，病机与上一病案基本相同。所不同者，久病影响肝气不调，心神失养，因而伴腹胀、嗳气、咽哽、失眠。立法组方选药略如上案，用白芍（重用）、甘草、槟榔、木香柔肝宽肠理气，干姜、细辛、黄连、黄柏、诃子等温脾清湿热，温清并用，开合并用，扶正除邪，两相照应。又加桔梗、枳壳升降气机。以后均以此方为基础。如稀便次数多而后重不显，则减白芍用量，加入厚朴、肉豆蔻、苍术，去黄柏、槟榔。有其他兼证时，随宜出入 1~2 味。

1982 年 2 月，病者症状不显，要求给丸药处方回家服用。

处方：白芍、甘草、黄连、黄柏、干姜、细辛、肉豆蔻、木香、槟榔、黄芪等，加蜜制丸。1982 年 5 月 31 日，病者来万县地区医院镜检复查，报告云："溃疡愈合，未见异常"。病人亦无腹痛后重，大便正常，但仍有时腹中胀气。1983 年 4 月 14 日，病人因腹胀咽哽来商治，询悉大便一直正常。

24. 便血两例治验

刘某，男，30 岁左右，汽车运输公司 49 队修理工，1970 年 5 月初诊。反复大便出血，色鲜红，约 3 年余。

1 年前出血量少，每在便前，不药几日自止，未以为意，照常工作。近 1 年来，出血量渐多，日期延长，便前便后不定，但大便形状正常，无腹痛后重等症。仅出血时觉精神食

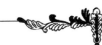

欲欠佳，不出血时如常人。肛检未见痔核，不愿做肠镜检查，一般内科检查正常。面色偏白，舌偏淡，脉平缓，按压腹有不适感。上症近似"肠风便血"，风热损伤肠络，出血日久，气虚不固。宗唐容川氏槐米汤法，加黄芪益气摄血，三七末止血消瘀。药用：黄芪、槐米、地榆、黄柏、黄芩、生地、赤芍、川芎、荆芥、防风、乌梅、乌贼骨。另用三七末，每日6g，分2次吞服，3剂止血。复诊，原方隔日1剂，并建议到外地检查。

数月后，患者来告："重庆某院直肠镜检查确诊直肠息肉，询问治疗经过，据实答复，医嘱再继服中药，1年后再来复查"。此后每次出血，中药均作上述处理。药后出血的间歇期延长，出血明显减少。又1年后到该医院复查，"息肉缩小一半"，暂不手术，又嘱继服中药。后因发时稀少，服药亦少，现数年未见此人，不知病情如何？不料辨证施治尚能改变息肉，故志之。

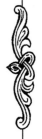

刘万州，男，60天婴儿，地委干部之子，1980年元月初诊。

家长代诉：大便黑色，或黑血，已1周多。地区医院儿科以"消化道出血待查"收院诊治，输血1次，便血减少。1～2天后又反复如前。现在日解大便3～4次，第1次先干后稀，第2～3次全稀，每次都有乌血，多在大便外围，面色㿠白，倦不思食，凭症立论，乃气不摄血、血不归经之故。药遣：黄芪、炒白术、槐米、地榆、大蓟、仙鹤草、艾叶炭、乌贼骨等煎汤频喂，另用三七末冲服。2剂见效，5剂血止，潜血（－），平调脾胃善后。因病系两月婴儿，生平仅见此一次，故志之。

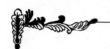

25. 病毒性肝炎的治疗体会

（1）急性肝炎

急性黄疸型肝炎属中医学黄疸病范围，其病因主要为湿热内郁中焦，不得宣泄，熏蒸肝胆，导致胆汁外溢肌肤，常与外感时邪、饮食不洁、脾胃虚弱有关。临床表现多先见脾胃症状，如体倦、纳呆、厌恶油腻、脘腹不适等。后出现黄疸、胸胁苦满等肝胆证候。

1958~1963 年，万县地区医院所有收治住院的急性肝炎病者，经西医明确诊断后，当时均由余运用中药治疗为主，5 年时间所治病例甚多，下面仅谈辨证用药的点滴经验。

黄疸期共同证候为"黄疸、体倦、厌油，脘闷或呕恶"，其病机为湿热郁蒸中焦。余多习用茵陈、柴胡、黄芩合平胃、二陈，治以芳化、苦燥、淡渗于一炉。此为治疗湿热常用之三法，其目的在于调脾胃、清肝胆。

方中茵陈为必用药，不必分其湿胜或热胜，因茵陈既能清热，又能利湿，本草称其"逐湿郁之黄"，《伤寒论》茵陈蒿汤为治黄疸之祖方，千古沿用。

若体倦、苔白滑、便溏等突出者为湿邪胜，应重用平胃、二陈，其中苍术颇关重要。若口苦烦懊、腹满便秘或胶粘不爽者，则为热邪胜，原方中加生大黄 6g、生栀子，平胃、二陈诸药用量适当减轻。

经本方治疗者，多能在 1 周内消化改善，2 周许退黄，

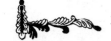

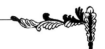

1月余肝功改善，其中尤以儿童疗效最佳。

病情好转后逐渐转入恢复期，余多习用逍遥散去薄荷，加茵陈、陈皮，其中部分病人出现肝阴不足证，则加入北沙参、麦冬、枸杞；见脾气虚证，加党参或黄芪，或加香附、郁金以缓胁痛，少数病例肝肿大胀痛明显，多选加三棱、莪术、桃仁、土鳖虫。

（2）迁延性肝炎

临床所见多为无黄疸型，近年来又多见于乙型肝炎患者，在中医辨证中并无明显界限，二者症状相似，如胁痛、乏力、食欲不振等，给药后多能改善症状或使症状消失，但易反复波动，下面试举一例，以便分析。

向某，男，27岁，1979年夏于西南医院诊断为乙型肝炎，经治疗后一再复发，1981年10月再次住西南医院2个多月，肝功能明显好转，不久又出现腹泻、肝区疼痛、不思饮食，查肝脏在右肋下2~3cm。肝功：黄疸指数12单位，谷草转氨酶210单位，麝浊14单位。又继续住院2个月仍无好转，主动要求出院。于1982年2月22日来我处就诊。

患者自诉右胁隐痛，倦怠无力，脘痞纳呆，大便稀溏，日3~4次，视其形体消瘦，面色晦滞，舌偏红，苔白滑、脉弦。辨证为脾湿内困而肝阴不足。目前脘痞纳呆，便溏次多，治宜侧重健脾助运，脾运恢复方能化生气血，使肝木得养。

药用：党参、白术、苍术、茯苓、山药、甘草、砂仁、藿香、厚朴、茵陈，1个月后精神食欲均好转，溏便每日1次，滑苔已退。仍觉肝区隐痛，下肢酸软，改用养肝顾脾法，用枣皮、枸杞子、菟丝子、五味子、丹参、党参、白术、茯苓、厚朴、甘草、茵陈，又1个月后症状基本消失，

恢复工作（病者此前已 2 年多未上班）。1 年后随访病未复发，云："西南医院来函索取在万治疗之中药处方"，已抄录寄去。

在此例治疗过程中，体会到理脾为治疗的关键，例如在消化不良突出时，则重在理脾以养肝，因脾生化气血则肝得养。在消化改善后，肝区疼痛明显时，虽重在养肝，亦必兼顾扶脾，否则于消化不利。健脾宜甘温芳化，避免温燥壅补。养肝宜甘润微温，避免滋腻呆钝。理脾能缓解肝区疼痛，又令消化改善，故养肝扶脾并进对缓解疼痛更为有益，所以用药始终以白术、茯苓、甘草、砂仁、茵陈等理脾顺气和消余邪之药为基础。证偏湿邪困脾，则加苍术、藿香、厚朴、党参等。证偏肝阴不足，则加枣皮、枸杞、菟丝子、五味子等。

（3）重症肝炎

本病按"急黄"论治，为阳黄之重症。因其发病急骤，病情险恶，故单纯用中药治疗的机会极少，余曾参加过两例中西医结合抢救，一例存活，一例死亡，回忆如下：

冯某，男，36 岁，原万县市罐头厂工人，1970 年夏住地区医院诊断为急性黄疸、肝萎缩，请中医会诊，患者深度黄疸，高热，神志不清，腹部膨隆，皮肤有紫斑，尿少便闭，脉数不齐，病历记载："肝上界缩小，尿检有病理改变……"当时处以清热凉血方。用茵陈蒿汤加黄连、黄芩、黄柏、犀角、生地、丹皮，水煎鼻饲，每日 1 剂，5 剂后大便下，尿量增多，热退神清。后改用己椒苈黄（用熟大黄）加藿香、茵陈、连翘、黄芩、丹参等。此例经中西医结合治疗，好转出院，至今尚健在。

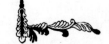

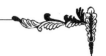

26. 急性睾丸炎的中医治疗

不少事实说明，临床工作中不但要掌握辨证辨病，并且辨证必须结合"伏其所主"，辨病须结合"专病专药"均应守法守方，实有非常重要意义。

急性睾丸炎属中医学睾痈范畴，对此病的治疗，余认为要抓住两大病因病机：①急性睾丸炎是湿热毒邪侵袭于睾丸部位，因而黄连、黄芩、龙胆草、木通、车前仁等清湿热解毒之品必不可少；②肝之经脉绕阴器，抵少腹，湿热毒邪影响肝脉气血运行而气结血瘀，因此，橘核、荔枝核、小茴香、川楝子、桃仁、赤芍、柴胡等均属当用之药。所以余每选上两组药物于临床治疗急性睾丸炎，能收到良好效果。

1963 年前后，余在万县地区医院工作，管理中医病床，收治腮腺炎继发睾丸炎患者约 20 例，近年看门诊亦时有所见。患者多为青少年，多表现高烧，睾丸剧痛，牵引少腹，阴囊焮红肿胀，手不可近。均予上述方药，一般均在 4 天左右治愈。

近年在中医学校门诊治疗一例症状齐全者，经过曲折，亦用上述方药治 10 日痊愈，志之以说明专病专药之重要性。

患者任某，男，29 岁，衡山机制厂技术员，住 53 所，1978 年 10 月 28 日初诊。

9 月上旬开始右睾疼痛，9 月 13 日开始高烧，右侧睾丸及阴囊焮红疼痛加剧，入地区医院住院治疗。住院中查无腮

腺炎经过，血培养未发现异常，前列腺稍肥大，但无相应症状，尿检正常，无明确诊断。

经用激素治疗后，高烧渐退，但睾丸及阴囊红肿疼痛则毫无减轻，医嘱出院门诊治疗，经门诊又治疗10余日仍毫无好转，乃到中医学校找我治疗。

余视患者形体较壮，舌红，苔黄腻，脉数有力，右侧阴囊焮红膨胀下垂，皱纹消失，右睾比左侧大1~2倍，触之尚较柔软，压痛甚剧，右侧腹股沟压痛明显。

查其往日所服二医之方，前医用黄连解毒汤加夏枯草之类，后医用海藻、昆布、橘核、川楝等。余认为二医之方，一治热毒而少疏肝散结，一治肝气而又遗湿热，当合二医之方为一方，清解湿热，散肝气化瘀血，双管齐下。遂用上述习用验方，3剂而红肿疼痛明显减轻，继服3剂则疼痛消失，睾肿减半，患侧阴囊壁起一小疖，随即出脓而愈合。再服3剂巩固疗效。

余用以上专方专药，在旧中国治疗淋浊病所致之急性睾丸炎，亦多获良效，均足以说明在辨证原则下坚持专病专药是有一定道理的。

27. 胆囊炎治疗体会

经西医诊断为胆囊炎的患者，门诊看中医服中药的不少，其中属慢性者居多，但亦有少数呈急性者。中医学对此病认为属肝胆之病。其病因病机主要是肝胆气滞，饮食不节，外感湿热。因而辨证分类多分为肝胆气滞与肝胆湿热

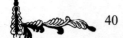

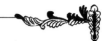

二型，前者多属慢性者，后者多属急性者。由于病机变化多端，例如气滞可致血瘀、湿阻、热郁，以及影响脾胃、外邪趁隙入侵等。据余临床经验，肝胆气滞证型多表现为脘胁胀痛，纳呆，苔白、脉弦，余习用四逆散，重用白芍，加木香、郁金、延胡索、川楝子。着重理气活血，疏利肝胆阻滞。大便不爽者，加大黄同煎。见低热者合小柴胡法，能止痛开胃，或退低热。肝胆湿热证型多见疼痛较剧，发热恶寒，便结尿黄，苔多黄腻；或出现黄疸，则用四逆散重用白芍，加木香、黄芩、黄连、大黄、红花、桃仁、三棱、莪术，或加茵陈，以退热止痛、祛除黄疸，奏效多较迅速。

　　1966 年，余在开县巡回医疗，某日看门诊，一农民中年妇女因胆囊炎反复发作，右上腹绞痛数日，用西药已不能缓解。来时高热，呕逆，便结，轻度黄疸，查其右上腹腹肌紧张，手不可近。拟用上述肝胆湿热证型方药，嘱服 3 剂后复诊。病者未再来，我专程访问，病者已在地中干活，疼痛消失。

　　附记：芩、连、棱、莪、红、桃为我治疗急性单纯性阑尾炎验方（详于急性阑尾炎病案），用于胆囊炎之急性症见腹肌紧张者亦有良效。

28. 蛔虫性肠梗阻案

　　1958 年，地区医院外科收治一病人，诊断为蛔虫性肠梗阻，决定做手术。患者惧手术，求余用中药治疗。询悉为阵发性腹痛腹胀，便闭，不矢气，不呕吐，按其腹部柔软，疼痛歇止时几如常人，体温正常，舌脉无异，商得外科主治大夫同意，余用大承气汤加花椒、白芍、甘草，嘱服 2 剂。隔天查病房时病人已出院。护士介绍云："服中药后约 2 小时即矢气，随后解出大便，泻下大量蛔虫，腹痛消失。"

此证因腑气内结与蛔虫扰动，体质壮实，症状不严重，故用大承气汤攻下，花椒驱虫止痛，白芍、甘草解挛宽肠，故获效甚速。后来农村儿童患此病住外科者，多要求服中药，拒绝手术，余查得全身症状不甚重笃者，皆用此法治疗。

1966 年，余在开县铁桥区巡回医疗时，一公社干部因急性腹痛要跳楼自杀，公社请巡回医疗队外科会诊，诊断为蛔虫性肠梗阻，但无条件做手术，送县医院又太远，颇难处理，乃商余问方，余用菜油 3 两、花椒 8g 置油中加温至沸，离火，去椒，俟油凉一次顿服。如法用之，亦在 2 小时后矢气，大便通，下虫，痛如失。此方为余下农村前收集的验方之一，简便有效，余名之曰"花椒油"。此方在巡诊期中又治愈 2 例儿童。

29. 胆道蛔虫症案

1965 年，地区医院中医病床选择收治胆道蛔虫病，一年间共收治近 20 例，全为学龄儿童，收治时以不发热、无黄疸为条件。儿童患此病的特点是阵发性上腹疼痛，叫喊哭闹，痛停止即到处跑跳；痛时止痛针如杜冷丁亦不能缓解，疼痛持续几分钟到半小时即自止。当时书刊多报道乌梅丸方

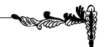

有效，余则自拟经验方治之，亦甚有效。

处方：白芍 30g，甘草 6g，枳壳 20g，木香、半夏、连壳使君子各 25g，花椒、川楝子各 6g（或鲜苦楝根白皮），结合针刺合谷。方中白芍、甘草柔肝缓急，枳壳、木香理气止痛和中，半夏降逆止呕，余为安蛔驱虫，用带壳使君子可免此药导致呃逆之副作用。

患者服药后表现腹痛程度逐渐减轻，阵痛间歇时间延长，少数病例当时痛除，多数 3~6 天痛止，分别于 3~8 天出院。

30. 急性阑尾炎治疗回忆

阑尾炎，中医名曰"肠痈"。仲景治肠痈用大黄牡丹皮汤荡热逐瘀，薏苡附子败酱散扶正排脓。不论脓已成、未成和正已虚、未虚之治，首创肠痈证治纲领。此后历代医家虽各有创新，然仲景所立方治迄今仍为该病有效治疗方法之一。它使千万病员幸免于手术之苦。

余在临床中体会到：肠痈之发病因复杂，但在其形成过程中，均由于肠道气滞而血瘀化热，失治则化脓。余根据该病的共同病机，以清热解毒及活血化瘀为治疗肠痈的共同治则，再根据个体差异以及不同临床表现，加入适宜配伍，则疗效可靠。清热解毒余选黄芩、黄连；活血化瘀选红花、桃仁、三棱、莪术。名曰"芩连红桃棱莪合剂"。以此作为治疗阑尾炎的固定通用方，酌用以下配伍而因势利导。如便结者，或加瓜蒌仁，或加熟大黄通便泻热；呕恶发热者，加柴

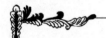

胡、半夏解热和胃；高热者加生石膏、知母清热保津；但右下腹痛，加云木香、橘核、白芷、川芎等理气通络；湿邪阻滞脾胃而苔厚、呕恶腹胀者，酌加二陈、平胃。

临床中守服"芩连红桃棱莪合剂"，以伏其所主，加用上述各配伍，因势利导，有相得益彰之妙，收事半功倍之效。

余从 1958 年起在地区医院外科病房用上述方药治阑尾炎，历时 20 多年。所治多为急性单纯性阑尾炎，其余为慢性阑尾炎急性发作，以及伴阑尾周围脓肿者。急性单纯性阑尾炎和慢性阑尾炎急性发作者，多于 1 周左右治愈出院。阑尾周围脓肿多于 2 周治愈。但有部分病人治愈后复发而行手术治疗。下举几例病案。

①万县卫生学校李某之七旬高龄老母，1958 年某月患阑尾周围脓肿住万县地区医院外科，经用西药保守治疗数日不验，约余会诊。患者午后高热伴恶寒，口干苦，恶心不思食，大便干结，右下腹持续疼痛，手不可近。余用"芩连红桃棱莪合剂"加入柴胡、半夏、生石膏、知母、熟大黄、冬瓜仁。3 剂后热退便通，痛减思食，再用原方加减治疗约 2 周，治愈出院。此病是中西药同用，出院后未闻复发。

②韩某，男，万县京剧团演员，1958 年某月住万县地区医院外科，诊断为急性单纯性阑尾炎。患者中等发热，伴呕恶不思食，大便结，腹痛拒按，用"芩连红桃棱莪合剂"加柴胡、半夏、瓜蒌仁、橘核、红藤，专用中药，7 日治愈出院。出院后即上演"西厢记"而病复发，再次入院。仍然用上述原方，又 7 日治愈。迄今已 23 年，未闻复发。

③王某，女，万县药材公司职工，1980 年夏右下腹痛、低热，经万县地区医院门诊诊断为慢性阑尾炎急性发作，用

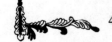

药效果不满意，由其单位医务室医生童某引来我家商治。患者右下腹及右上腹均痛，形寒低热，倦怠纳呆，舌苔白厚湿润。呕恶腹胀，便溏不爽，认为系肠痈兼湿阻脾胃，用"芩连红桃棱莪合剂"加木香、丁香、半夏、茯苓、苍术，守服1周治愈，迄今3年未闻复发。

④藤某，男，青年，1982年6月初诊，右下腹持续钝痛，不发烧。地区医院门诊诊断为阑尾炎，打针、服药均未效。查其右下腹压痛及反跳痛明显，闭孔肌、腰大肌等试验均阳性。患者精神饮食正常，嘱其转用中药。用"芩连红桃棱莪合剂"加木香、橘核、红藤，3剂后复诊，腹痛消失，重压之亦不痛。再用原方3剂巩固疗效。

31. 心痛头痛案
（冠心病、高血压、脑动脉供血不足）

谭某，女，40岁，原万县地区人事局干部。1976年下半年就诊。

头痛10年，心前区痛，反复发作1年。经成渝各大医院诊断为：冠心病，高血压，脑动脉供血不足，颈椎骨质增生，溃疡病，胆石症。心前区痛频作，轻重不一，轻则胸前紧闷，隐痛，可放散于背；重则胸前压榨感，刺痛，憋气，流汗，恐惧。一般经过10余分钟或半小时自然缓解。整天头晕头痛，时而加重，已卧床休息半年多。就诊目的明确，只求医治心痛头痛二证。

患者虽为中年，但衰老憔悴。行动须人扶持。气短、语

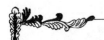

言低微，指头清冷，询悉口苦便结，心情紧张而悲观。舌淡而紫黯，苔白黄干腻，脉数无力。血压140/110mmHg。

心痛一证，早在《内经》就有记载："心病者，胸中痛，胁支满，胁下痛，膺背肩岬间痛，两臂内痛"（《素问·脏气法时论》）。心气受损，则血脉运行不利，阻滞经络。不通则痛，通则痛止。"诸风掉眩，皆属于肝"。肝藏血，体阴用阳，主疏泄，肝阴不足，肝阳上亢，所以头痛眩晕；肝失疏泄，则心络挛急，心血更加瘀阻，所以心痛之病机存在于主血藏血失调，既气虚又气滞，既血瘀又血虚，虚实夹杂，治当补其不足，通其阻滞，以补助通，以通助补，收事半功倍之效。重用黄芪大补心气；三七（研末吞服）活心血，通络中之滞；川芎、草决明、半夏、黄芩、罗布麻叶疏肝解郁散热，辛开苦降；当归、白芍、麦冬护阴血；红花、桃仁消瘀滞。益心气、活心血有益于疏肝；疏肝解郁有益于宁心安神。

上方连服15剂后，各症明显减轻，眩晕呕吐未发作，血压降至正常。继则守法守方，随症加减月余，调理收功。共计服药4~5个月，头痛心痛基本消失，达到病者就医目的，十分愉快。现已上班7年多，偶有不适，可以不药而过。此证虽未根治，但症状消失7年确系事实。

余思之，痼疾难疗，单凭药功，收效有限。体察心理，至关重要。医者之责，在于既治病又安心，双管齐下，所以每次诊治时，都着力解除顾虑，许其治愈之愿；嘱其家属创造有利康复的条件，保证病人心情舒畅。

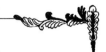

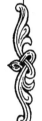

32. 心悸低热案（风湿性心肌炎）

向某，女，14 岁，住本市。1980 年 8 月就诊。

代诉：1979 年春节前，因高烧咽痛入院、诊断为猩红热，经治疗咽痛、皮肤红疹消失。高热不减，心跳加快，时自觉心悸，医生诊为"风湿病"，经抗风湿治疗较久，高热降为中等热，心跳快仍不减，又诊为"心肌炎"。住院期间右下腹痛，旧病复发。继续以抗风湿、治心肌炎为首务，每天肌注青霉素。右下腹隐痛时轻时重，但中等热、心跳快始终不减。主动要求出院。出院时血沉 93mm/h，抗"O"833单位。坚持门诊中西医治疗，未断药，病如故。反复查血沉与抗"O"，与出院时出入不大。近日右下腹又发生疼痛。

患孩发育正常，形体较瘦，面少华色，神欠充沛。询悉素无四肢关节痛史。现时有心悸不适，午后发热，热前不恶寒，延续通夜，体温 38℃以上，翌晨热渐退，体温 37℃以上，热退时无汗。饮食欠佳，口和便调，睡眠尚可。舌质稍嫩红，舌根苔灰黄，脉数有力（125 次/分），右下腹有明显压痛。

心悸低热脉数与右下腹疼痛稍拒按显系两个不同疾病，前者病位在心，好似外受温邪，久热不退，温邪羁留阴分，势难速已；后者病位在肠，系气血壅积生热之疾。热邪则可生湿，故舌根苔灰黄也。先治易，后治难，此标本缓急之意。

据个人多年临床所见，借用自制阑尾炎验方，在通常情

况下，效果良好。以连翘、黄芩、黄连、知母、甘草等药清火润液，三棱、莪术、红花、桃仁、红藤祛瘀活血。此方连服5剂后，右下腹疼痛消失，重压也不痛。体温略呈下降趋势，夜间最高38℃，清晨可至常温。意外之效，引我跳出常法，另寻思路，遂解弃"邪留阴分，青蒿鳖甲汤主之"之认识。《本草拾遗》说："槐米治热风"。对过敏性皮炎、急性肾炎蛋白尿、血尿，常在主方中加入槐米、大蓟、旱莲草等药，能收良效。这类病和风湿热近世均称变态反应性疾病。因而今仿其意，试用之。遣连翘、黄芩、知母、麦冬、甘草、槐米、大蓟、旱莲草、蝉蜕、防风、防己、蚕砂。一月后，母子同来云："连服20余剂，现体温完全正常，血沉9mm/h，抗'O'623单位，脉82次/分"。

33. 脉迟案

万某，男，56岁，1982年4月27日初诊。

2年前始觉神倦乏力，心慌气短，时轻时重，不时发作。渐至体力不支，影响日常工作。检查发现血压低，窦性心动过缓。连续服用多种中西药，疗效不显，不得已申请病休1年了。现仍心悸，自觉"气往下掉"，动则气喘，头顶木，思维迟钝。

患者精神不振，面色少荣，有抑郁之情，行动不健。舌淡略紫，苔薄白润，脉迟少力，两尺尤甚（脉搏49次/分），血压82/42mmHg。询悉腰部酸冷钝痛多年，活动尚无碍。睡眠好，口和便润，无咳喘、关节痛、浮肿、尿痛等病史。

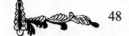

　　宗气居上焦，贯心脉而行呼吸。何谓宗气？从功能角度看，是主管心、肺生理功能的原动力；从气化角度看，我基本同意万成荣医师的意见："宗气是肾中之元气，水谷精气与天空的清气进行合化而构成的一个有机共同体"。因此，心主动、司血脉及肺主气、司呼吸的功能状态是否正常，直接受到宗气的控制。肾，内含元阴元阳，为人之根本。心肾之气借手、足少阴经络下行上达。心悸，舌淡略紫，脉迟少力，为心气不足之征；气短，动则气喘，心病及肺也；腰部酸冷钝痛多年，尺脉乏力，为元气不足之象。据此而论，病机关键系肾之元气不足，鼓舞上升无力，削弱了宗气的形成，不能盈贯心脉的缘故。

　　拟温肾散寒，补气养血之法。投麻黄附子细辛汤加黄芪（重用）、当归、川芎、白芍、甘草、远志。以附子温养肾阳，黄芪大补宗气，上下兼顾，治其本。以当归、川芎、白芍、甘草、远志养血活血、宁心安神；以麻黄走表，细辛行里，通畅经脉，治其标。服 3 剂后，4 月 30 日复诊，心悸气短大有好转（查血压 108/68mmHg，脉搏 78 次 / 分），神情愉悦，仅大便稀溏。肾阳见复，去麻、附、辛三味。欲固其效，善其后，宜补气活血，兼调脾胃，选黄芪、远志、当归、白芍、白术、茯苓、法夏、陈皮、甘草诸药，嘱常服之。

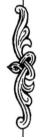

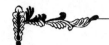

34. 失眠案

方某，女，未婚，1980年夏就诊。

久病失眠健忘，加重半年。每日未断中西药，均鲜效果。近来有时通夜不眠，加倍服安眠药亦难入睡，完全无效已1个月。日夜毫无睡意，头脑晕胀恍惚，心烦不宁，不能坚持日常工作，数月未上班。

患者营养状况欠佳，神态紧张，疑惧悲观。言谈中，微露幻视之象。因慕名而来，对我怀着崇敬之意，寄予莫大希望，恳求治愈。询悉因长期失眠，影响食欲，口苦，大便干燥不畅，尚无其他旧疾。否认有暴受惊骇、思想负担等因，月经正常。舌质红干，舌尖有瘀点，少津，脉数有力。

心主神志，为一身之大主，又司血脉，舌乃心之苗。肝藏魂，主疏泄，开窍于目。肾主水，开窍于耳。脑为髓之海。脾主运化，系阴精之源。舌红干而少津，尖有瘀点，脉数有力，为心火独亢，扰乱血脉，暗伤心液之证。久必及肾，以致水不涵木，肝阳上亢。运化之功与心肝相关，既无七情之患，又无胃脘痞满、胃肠湿热积滞等证，而显纳差便结，似乎由于心神不安，夜则魂不归肝，日以继夜，绵延数月，损伤脾气。寐本乎阴，阴伤则不寐。在此，伤阴之理有二：主为心火亢盛，次为化源不足，二者互有因果关系。心火盛则心中烦懊，神情紧张；肝肾阴虚则头晕脑胀，幻视幻听；阳亢阴虚，则日夜不眠，恍惚难以任事。法当泻火滋阴，抑阳扶阴，安抚全局，仿天王补心丹化裁，药用黄连、

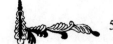

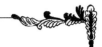

熟大黄、天冬、麦冬、生地、熟地、丹参、玄参、枣仁、柏子仁、牡蛎、石决明。以黄连苦寒泻心火，熟大黄导热下行，直泻阳亢之因。二冬、二地滋阴，壮水制火。丹参、枣仁、柏子仁养心安神，牡蛎、石决明平肝潜阳，共达驱邪扶正、调节阴阳之效。

处方毕，患者接视良久，曰："头二味药未吃过，其余的药都吃过。"对此疑问，我作了认真严肃的解释："效验主要是头两味药，其余的药你是先后分别吃的，同时应用、分量的多少都与疗效有很大关系。你的病一定能治愈，一点也不会发生意外。"听后连连点头而去。半月后复诊，笑容满面地说："龚医生，我吃了 15 服，每日 3 次。头天即能入睡，此后每晚安眠，偶尔出现入睡难、易醒不过十之一二。晕胀心烦大减，饮食增加，日解便一次，润泽通畅。"余听之，内心不胜惊奇。脉已平缓，遂断曰："病将愈矣。"原方去熟大黄，减黄连用量。半月后，又诊时云："入睡难，易醒仍有出现，余无不适。"前方加肉桂少许，意在交泰，2日1剂。再次鼓励应有信心，劝其边治疗边工作。尔后来诊三四次，睡眠大多正常，守方治之。现已上班 2 年多，未闻发病。

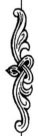

此案之效，速而固。究其因，一为辨证较准，遣方用药较恰当；一为进行了适宜的心理治疗，二者相辅相成之故。

35. 二陈平胃越鞠诸方治疗
神经衰弱的体会

经言："胃不和则卧不安"。门诊常见部分神经衰弱患者，除诉头昏、头痛、脑胀、失眠、多梦、记忆力减退等症状外，还特别突出精神沉郁、乏力、恶心、脘闷不思食、苔滑或腻等湿邪阻滞胃肠之征。此类病人若用一般养心安神方药，则不但不能安神宁心，往往反增种种不良反应，弊在滋腻也。因湿为阴邪，易伤脾胃，影响枢机，导致升降失常。故余习用祛湿宣气法，选二陈平胃越鞠等方，灵活化裁，多能迅速调理胃肠，改善消化功能，振奋精神，收到胃和则卧安、不用安神药而神自安的目的。通常情况下，这不是特效根治药，可说是一种应变措施，但其中确有不少患者因此而获得较长时间的安适生活。下仅举一例说明之。

刘某，男，27岁，1982年4月27日来万县中医学校门诊就诊。

失眠多年，伴头昏体倦，或时有遗泄。近来厌食，恶心，胸脘郁闷，肢体酸乏，看书即头胀痛，如裹如蒙。患者营养一般，面有倦容，精神不振。询悉口淡，食不香，食后脘闷加重，甚而呕恶。舌质淡红，苔白滑略厚，脉平缓。

一般而言，失眠病位多在心神。而今湿邪为患，郁遏脾胃，阻滞气机，致使清阳不升，浊邪不降。上扰髓海神机，则头如裹如蒙，不能用脑；中滞胃肠，则胸脘郁闷、厌食、恶心、苔白滑；外则壅滞经络肌肉，则肢体酸乏。此时再用

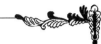

柔药养心安神，势必助湿作乱。如用变法，投刚剂祛湿，宣畅气机，复其清升浊降之常，诸症可除，心神随之而安。用半夏、茯苓、苍术、厚朴、神曲、川芎、白芷、藿香、栀子诸药。1周后，厌食、恶心、胸脘郁闷一扫而空。头脑裹痛大减，味香食美。原方少佐柏子仁、合欢皮，助其安神之力。

36. 心悸头晕肌肉掣跳案

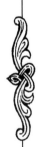

何某，女，50余岁，万县市食品公司退休职工。1982年4月21日初诊。

心悸时作，伴头、胸、背、四肢局部肌肉掣跳不安。头昏，时有心烦汗出。睡眠多梦易醒。舌尖有热辣感。前两年患关节痛，查血沉60mm/h以上。多年来血压波动不定，有时高，有时正常。心悸、肌肉掣跳常反复发作，无一定部位。几年前又因血脂、胆固醇增高，疑有"冠心病"。前日在市中医院诊治，查出血压高，但服降压药后更加心悸难忍。

患者体丰神充，面郁热色。舌体偏嫩红，略胖大，舌尖干，无积苔。口和便调。脉弦略数。血压190/10 mmHg。

心主血，属阳，司血脉之运行。肝藏血，体阴用阳，风木刚脏。血阴不足则内生热，气阳化风，升发过激，心肝同病。故显心悸不安，心烦汗出，寐不深，头昏，肌肉掣跳，面郁热色，舌嫩红、尖干，脉弦略数等。治宜补其不足，抑其有余。拟用滋阴降火、熄风安神活血之法。选生地、玄

参、麦冬、甘草滋补阴血；黄连、木通降心火；钩藤、菊花、枣仁熄风安神；丹参、怀牛膝活血。

服药4剂后，心悸、头昏、肉颤均减轻。心烦汗出停止，血压160/100mmHg，面及两下肢微肿，尿量略减，精神欠佳。此方大体有效，认为脚肿尿减是阴虚及气之故，原方加黄芪、车前仁益气利尿。不料4月28日再诊时，述药后2小时即心悸肉掣加重，尿量渐增，仅服2剂。尿量渐增乃黄芪、前仁之功；心悸肉掣加重则又为黄芪、前仁之过。因益气则风阳更张。原方去此二味，更黄连为黄芩，加地龙、罗布麻叶、槐米，加重清肝活血熄风之力。5月13日四诊，各症大减，近于常人。

37. 半夏泻心汤治疗高血压病两例

《伤寒论》曰："……但满而不痛者，此为痞，柴胡不中与之，宜半夏泻心汤"，是用于小柴胡汤证因误下而成痞者。《金匮要略》曰："呕而肠鸣，心下痞者，半夏泻心汤主之"，是用于寒热错杂之呕吐。其主证"心下痞"是因病邪乘虚而内结于胃。总之，本方有调和脾胃、升降气机以达和胃降逆、开结除痞之功。我常用此方治疗急、慢性胃肠疾患，呈现胃脘痞满或隐痛、呕吐、肠鸣者，随证加减，多获良效。

1982年7月6日，有农村两位老年妇女同来门诊，病情相似，均有心下痞和高血压病，同以半夏泻心汤治之，均获效，现分述如下：

程某，女，74岁。心下痞而隐痛，不思饮食，食后更

痞满，大便如常。胃脘有轻度压痛，精神尚可，苔灰厚，脉弦，血压 190/110mmHg。处方：半夏、黄芩、黄连、党参、干姜、甘草、大枣，水煎服。7月9日复诊，服上方3剂后，心下痞满大减，血压 160/90 mmHg。

李某，女，68岁，主症同前者，患高血压病多年，现有头晕呕恶，厌油，苔白厚润，脉弦。血压 170/100mmHg。处方：半夏泻心汤原方加怀牛膝、僵蚕。7月9日复诊，心下痞大减，血压 150/90mmHg。

以上两例均有高血压和心下痞。初诊时，余有意观察半夏泻心汤治心下痞的同时，能否降高血压？当时设想可能有效，因半夏泻心汤主治脾胃寒热错杂证，调和脾胃升降气机。脾胃为后天之本，居中而通连上下，为升降运动之枢纽，因而脾胃升降正常可使整体气机顺畅。高血压属于气机上逆，则本方在改善升降枢纽的同时，对高血压应有良好疗效。

高血压病多出现眩晕症状，前人论眩晕病因亦有寒热错杂者，《丹溪心法·头眩》云："头眩，痰夹气虚并火，治痰为主，夹补气药及降火药"。此方亦能符合此理。

38. 治疗头痛三例

李某，男，68岁。1982年8月6日初诊。

头晕4年，近来加重，伴阵发性头痛，夜难入寐，思维、记忆力、听力等均明显减退。神疲，下肢酸软，夜尿多，余沥不尽，胃纳下降。舌质淡、舌边有瘀点，苔白润，脉沉弦。

血压 128/80 mmHg。脑血流图示：左侧血管弹性差。

脑为髓海。《灵枢·海论》曰："髓海不足则脑转耳鸣"。肾主藏精，生髓通于脑。患者古稀之年元阳下虚，肾之藏精、生髓不足，脑失所养。拟甘温培补下元，佐益气和血，以增温运升发之力。

处方：熟地、五味子、杜仲、益智仁、淫羊藿、巴戟天、黄芪、川芎、丹参、僵蚕，水煎服。

二诊：服药 5 剂，头晕头痛不减，白苔见厚。寻思久病头晕，后增头痛，清阳不举，外邪乘虚而入。上方培补下元功效不足，所以不验。改用补气和血、散邪祛痰之法，标本兼治。

处方：当归、川芎、黄芪、鸡血藤、羌活、独活、制白附子、半夏、甘草。5 剂。

三诊：头痛顿除，仍头晕。嘱原方再服 5 剂，头晕亦愈。

刘某，女，33 岁。1982 年 8 月 24 日初诊。

阵发性头部掣痛、白带多半年，伴夜寐不宁，时发呕恶。白带清稀色白，舌脉无异，血压正常，脑血流图示脑供血不良。拟用《金匮要略》当归芍药散加味。

处方：当归、白芍、川芎、茯苓、白术、黄芪、羌活、白芷、僵蚕、半夏、泽泻。

方中归、芎、芍养血和血调肝，加羌活、白芷、僵蚕祛风散邪。黄芪配白术、茯苓、泽泻健脾除湿、升清降浊。半夏和胃降逆。服 5 剂，头痛愈，白带大减。

张某，女，27 岁，1982 年 8 月 13 日初诊头痛持续 5 个月，常偏于一侧，或左或右，伴四肢肌肉走窜疼痛，睡眠不安，胃纳差，西医按神经性头痛用药不效。面色少荣，舌脉正常。为血虚不养，风邪外袭。拟四物汤加祛风安神之品。

处方：当归、川芎、白芍、熟地、柏子仁、何首乌、羌活、防风、半夏、甘草。5 剂头痛得愈。

上三案无寒热、脉浮之症，辨证都兼外邪，用药均有羌活、防风、白芷，果兼外邪乎？仲景在《金匮要略》单凭头痛、身痛而施发散外邪者多。故头痛必兼寒热、脉浮始可言外邪乎也。再者，个人临床体会羌活、防风、白芷辛温发散，除具有祛风散寒之功外，实善治头身经脉气血郁滞之疼痛，具有辛散温通经脉气血之功。外感头痛可用，风伤头痛亦可用。

羌活、防风、白芷等辛散温通经脉气血，配以活血化瘀之品其效更著。用之于内伤头痛，按寒热虚实的不同，随证加味，必增效验。如内伤头痛属阳气不足，或生痰湿者，治当益气通阳化痰，加入羌、防、归、芎等辛散祛风活血药，则有利于升清降浊。属阴血不足，风阳上扰者，于养阴柔肝潜阳中加入辛散祛风活血药，则有利于开结通络，以开助降（注：阴血不足、风阳上扰者，用羌、防等辛温疏散之品量宜轻）。此乃内伤头痛用羌、防、芎、芷之所以然者。若头不痛但晕者，则不在此例中。

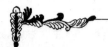

39. 治疗高血压病三例

邓某，女，56岁。1982年5月25日初诊。

患高血压多年，常头晕耳鸣，近月因家事生气，头晕耳鸣加重，且感听力减退，夜寐不宁。时觉胸闷，脘痞，逆气上冲胸背，嗳气泛酸，食减。询悉无口苦咽燥，无五心烦热盗汗。舌淡，苔薄白，脉弦，血压170/100mmHg。证属肝郁气滞，风阳上亢，横逆犯胃。用柴胡、半夏、黄芩调肝和胃，加川芎、香附助柴胡疏肝解郁；合厚朴、枳壳助半夏降胃气；配石决明、怀牛膝、钩藤、槐米清肝潜阳。

服上方3剂，症大减，血压降至160/90mmHg。

谢某，女，46岁。1982年6月8日初诊。

头痛头晕，时轻时重6年。发现血压高1年多。近半年上坡觉得气累。胃纳下降，大便不爽。询无咽燥、五心烦热，舌质黯，苔灰润，脉弦。血压176/108mmHg。证属肝阳上扰，血行不利。予潜阳熄风、活血化瘀为治。

处方：石决明、怀牛膝、白芍、钩藤、槐米、黄芩、川芎、羌活、地龙、桃仁、赤芍、枳壳。

二诊：服上方5剂，头痛头晕减轻，血压146/90mmHg。近2日腹泻，每日2~3次，无坠胀感及黏液脓血。拟治腹泻为主，用平陈汤加味，健脾燥湿，兼平风阳。

处方：苍术、厚朴、陈皮、半夏、茯苓、木香、草豆蔻、甘草、防风、柴胡、钩藤。5剂。

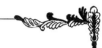

三诊：服上方胃纳增，大便正常，头痛、头晕亦消失，血压 150/90 mmHg。

陈某，女，82 岁。1982 年 5 月 24 日初诊

患高血压病多年，常感头晕，近年加重，曾晕倒 2 次。时有心悸、胃纳差。舌质淡，脉浮弦，血压 208/98mmHg。

高龄常头晕、心悸、脉浮弦乃肝肾已亏，精血下虚，心失所养，风阳上干。拟滋养肝肾，熄风潜阳。处方：熟地、五味子、白芍、女贞子、麦冬、党参、甘草、石决明、槐米、钩藤、怀牛膝、丹参。水煎服。

二诊：服上方 2 剂，症同前，原方加罗布麻、地龙以增通络熄风之效。

三诊：服上方 5 剂，头晕及诸症大减，血压降至 182/90mmHg。

40. 治疗风中经络四例

陈某，男，55 岁。1982 年 6 月 7 日初诊。

患高血压多年，1974 年某月和 1982 年 3 月，因高血压脑血栓和右半身不遂两次住院。初诊时患者出院已一月多，仍右脚偏瘫，不能起步，右手不能上举，麻木疼痛，素感头晕，今增健忘，胃纳差，胸脘痞，神识清楚，言语正常。查：舌有瘀斑，苔灰而腻，脉弦，右下肢轻度水肿，血压 150/98mmHg。

前人论中风，分中经、中络、中脏、中腑，以言受邪浅

深轻重。今患者神清言语正常，但见右半身不遂，为风中经络。肝阳上亢，则脉弦、头晕。风邪流窜经络，气血阻滞，故患侧面麻痛、浮肿，舌生瘀斑，胃纳差。拟潜阳熄风、活血化瘀、疏利经脉。

处方：石决明、草决明、钩藤、大蓟、怀牛膝、当归、川芎、桃仁、秦艽、防风、防己、半夏、枳壳。

服上方10剂，患侧浮肿消失，头晕减轻，胃纳见增，苔由腻变薄。再着重调肝，养血活血，熄风通络为治。

处方：当归、白芍、川芎、何首乌、钩藤、鸡血藤、地龙、乌梢蛇、秦艽、怀牛膝。

守服上方1个月后复诊，患侧面活动明显好转，右脚能缓步而行，右手可举过头，有握力。患侧疼痛消失，但仍有麻木感。原方出入，间歇服用，嘱适当锻炼。1982年9月下旬患侧上下肢功能恢复，遂回单位上班。

熊某，女，66岁。1982年4月30日初诊。

患者于半个月前突然头晕欲仆，幸被家人扶住，仍出现右半身不遂，神志不清，即送地区医院住院。诊断为脑溢血。经住院治疗半个月，神志转清而出院。患者来诊时仍右半身偏瘫不遂，麻木不适，颜面歪斜，不思食，大便结，言语清楚，舌深红，苔厚而干，咽干，盗汗，血压140/80mmHg。

素有头晕，今见咽干，舌红，盗汗，脉弦，为肝阴虚，肝阳亢，阴虚内热，肝阳化风，流窜经脉，瘀血蒸痰，影响胃肠，拟用润液养阴清热、活血化瘀熄风之法。

处方：生地、玄参、黄芩、栀子、红花、桃仁、丹参、胆南星、槐米、海风藤、豨莶草、石决明。

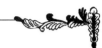

上方服用 1 个月（间或出入 1~2 味），患侧上下肢功能逐渐改善，咽干、盗汗消失，麻木减轻，胃纳见增，舌苔渐退。改用四物汤加旱莲草、女贞子、鸡血藤、地龙、茜草、秦艽等出入为剂，又月余，病人右手能上举过肩，下肢可缓步扶行。

潘某，男，64 岁。1982 年 7 月 15 日初诊。

患者于 1981 年 11 月因慢性支气管炎、肺气肿、脑血栓致右半身不遂住万县地区医院。出院后，1982 年夏抬到万县中医学校门诊，病人仍右半身偏瘫，且麻木疼痛，咳嗽微喘，动则气累。但神识清楚，言语无碍，面无歪斜，舌淡，舌边有瘀块，脉沉弦，血压正常。证属风中经络，经脉气逆血瘀。余治三月许，先后用药：第一，先用补阳还五汤法兼治咳喘；第二，咳喘发作时，用苏子降气汤加益气化瘀之法；第三，后阶段补气和血、理脾化痰。选皮夏六君加当归补血汤，加川芎、地龙、豨莶草、独活等为剂。病人最后能自行走到中医学校门诊，下肢活动比上肢好。

刘某，女，95 岁。1982 年 6 月 24 日初诊。

1 个月前脑溢血右半身不遂住院，经治疗神识清楚出院，仍右半身瘫痪麻木，浮肿，舌淡而润，脉弦硬，血压正常。

患者年近百岁，下元久虚，风阳夹瘀夹痰流窜经脉，师地黄饮子法除去桂、附，甘温柔润补下元，以养经脉，以静风阳。佐通络、宣散，以利血脉、畅血运。

以熟地、肉苁蓉、巴戟天、淫羊藿、菟丝子、鸡血藤、怀牛膝、当归、白芍、川芎、独活、防己、乌梢蛇等出入为

剂，共治半月余，右脚能扶杖移步，右上肢好转不明显，劝其增加饮食调养。

41. 急性脊髓炎后遗症案

贺某，男，26岁，干部。1978年8月初诊。

双下肢游走性钝痛发麻，步履沉重，行走不稳，排尿困难，阳痿1年多。

1年前因淋雨后恶寒发热，全身酸痛，在地区医院诊断为"感冒"，服药不效。渐觉双下肢疼痛加重，发麻，步履沉重，行走不稳，常跌倒，排尿费劲，并偶尔头脑恍惚，言语错乱，被收住万县地区医院。住院1周不能确诊，病情无好转，即转重庆某医院。住院1个月，诊断为"急性脊髓炎"。经静滴抗生素等治疗，体温、饮食、精神等均恢复正常，但双下肢游走性钝痛发麻、步履沉重、行走不稳、排尿困难、阳痿等完全同入院时，嘱门诊治疗。

病人出院后返本市，坚持门诊治疗1年，无效。双下肢仍游走性钝痛发麻，步履沉重，行走不稳，行走稍快即跌倒。小便时需用手指在阴茎根部用力推揉良久，方可缓缓排出尿液，阳痿。审视患者形体不虚，舌脉无异。

病似"风痹"，属古人所言"虚风"范畴。然与大小定风珠所治阴虚风动不同。此乃肝肾受损，精亏阳弱，故用地黄饮子化裁，甘温益气温阳，甘润填精化气，即前人阴中求阳之义。佐以辛散，以畅气机。

处方：熟地、肉苁蓉、枣皮、菟丝子、杜仲、补骨脂、

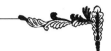

巴戟天、淫羊藿、茯苓、泽泻、台乌、小茴香。

患者守服上方10剂，竟诸症尽愈。迄今已5年，常见其健步于途中。事后常思速效如此，实大出意外，故志之。

42. 阵发性上半身发热汗出案

王某，女，50岁。万县地区医院西医师。

1年前由西藏归来。近数月阵阵感上半身作热（查体温正常），随即上半身汗出漐漐，伴心烦，面部潮红。曾服用调节植物神经功能的西药，无明显效果。询悉病后无心悸、失眠、头晕等。饮食精神均正常。查形体壮实，颜面潮红、舌赤、脉浮有力。证属风阳上扰。拟清肝潜阳、熄风敛汗以治标，滋阴配阳以治本。

处方：栀子、钩藤、牡蛎、龙骨、麻黄根、莲须、白芍、麦冬、五味子、熟地。

守服上方2周治愈。

陈某，女，49岁，农民。

上半身阵阵作热、出汗已1年，近数月日渐加重，伴失眠、咽干，五心烦热，头痛。近1个月来又增胸闷脘痛，不思食，时嗳气。询悉病后查体温正常。患者表情焦急，舌质红，苔厚腻，两寸脉大。乃风阳上扰，肝气犯胃，胃蒸湿热。证似"脏躁"。治用清热化湿，益阴熄风；勿过阴柔，勿过苦燥。

处方：旱莲草、女贞子、百合、天冬、羌活、草决明、

石决明、黄连、瓜蒌仁、半夏、郁金、枳壳。

服上方10剂，头痛、胸闷脘痛大减，苔由厚变薄，胃纳好转，然出汗仍多。继予天冬、麦冬、熟地、女贞子、牡蛎、石决明、佩兰、钩藤、麻黄根、栀子、白芍、五味子等出入为剂。又半月多，头痛减轻，失眠好转，余症均消失。

43. 急性肾炎案

我的四子龚本重1956年读初中时，下河游泳后患急性中耳炎，服磺胺药治愈，旋即面肿尿少，尿检发现蛋白、红白血球、管型，诊为"急性肾炎"。卧床休息，禁盐，中西医合治，我从"阳水"论治，方用防己黄芪汤合五皮饮加木通、前仁、滑石。主观认为，凭过去经验，又加上西药，效必可靠，万无一失。但如此治疗约1周多，无效，病情加重。水肿明显，尿量更少，有轻微腹水，蛋白（+++），管型（+++），红、白血球均有，食量锐减。冥思其理：肺为水之上源，失宣降，不能通调水道，下输膀胱，一也。肾系水之下关，司开阖，气化失职，升降异常，水液内潴，精微下漏，二也。水与血，同源异流，水停则血瘀，水血互结，郁久化热，损伤血络，阻滞三焦，上犯眼睑头面，旁达四肢，内侵胸腹，三也。《金匮》云："治水肿，腰以下肿，当利小便；腰以上肿，当发汗乃愈"，度其义，是畅则水利之法，四也。据此，遂停西药，单用中药，选麻黄、桑白皮、黄芪、防己、黄芩、知母、旱莲草、大蓟、槐米、赤芍诸药，取麻黄、桑白皮宣降肺气以开水之上源，黄芪、防己益

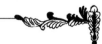

气行水，共奏恢复三焦气化水行之功，再配合清热凉血、活血止血之品，标本同治，日夜 2 剂，药后尿量增加，7 日肿尽消，饮食好转，尿检大见改善。原方去麻黄、防己，加天冬，每日 1 剂，共治约 1 个半月痊愈。迄今近 30 年来未见复发。

从此专用此方观察疗效 20 余年之久，治愈年龄不同的男女病人至少有 100 例以上，绝大多数于 2 个月左右痊愈。不效或效果不明显者极少。因而对此方命名为"麻黄桑皮黄芪防己合剂"，水肿时用全方，水肿消失（恢复期）则去麻黄、防己，一直服至痊愈。如有外感发热、咽痛、咳喘，以越婢汤加黄芩、知母为主，咽痛加玄参、射干、天冬，咳喘随症加 1~2 味祛痰止咳药，余不细述。实践证明，疏表能通里，加速水肿消退，改善尿中有病理性产物的状况。

另有，经住院治疗，水肿消退，但尿中长期存在蛋白（微量~++）、红白血球、管型等少许，病程在半年到 1 年内外者不等，20 余年来亦共治 100 例以上，此类病者当时诊断为急性肾炎，或为亚急性肾炎，均用上述恢复期方药为基础。偏于气弱或阳虚，酌加益气或补阳之品，减轻或除去清热之品；偏于液伤或阴虚的，加入玄参、生地。治疗期间，好转、反复常多次交替出现。其中身体较强壮者坚持治疗，多数恢复健康，少数效果不明显。但属脾肾阳虚的，仅少数能恢复正常，多数效果不明显。

总之，治疗此病应根据病机立法遣药以调理阴阳为中心。始终宜重用黄芪，达到扶正除邪的目的。其余之药或全用，或分用，视症而定。药治之外，休息和忌口的程度直接影响疗效的好坏。

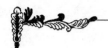

44. 两例肾性蛋白尿的辨证论治

何某，男，15 岁，中学生。1981 年初秋初诊。

其兄代诉：半年前因水肿就医，当时诊为"急性肾炎"，经中西药治疗，水肿消失。一直服激素，尿检持续异常，蛋白（++~+++），管型及白血球少许。腰痛长期不止，时轻时重。易感冒，咽痛鼻阻之后则尿检异常加重。因学习任务重，不愿休息治疗。

面带白色，略似满月脸，精神尚好。尿色和尿量如常，无浮肿咳喘等症。饮食尚可，舌嫩红，少苔，脉平缓，查咽峡软腭红而干，双肾区轻叩痛。

根据脉症，乃肺之气阴不足，肾之气血怫逆郁热，法当益气养阴、理气活血，选黄芪、防风、玄参、麦冬、生地、益气滋阴固表、清润虚火，僵蚕祛风利咽，共奏调理肺卫、加固屏障之目的。羌活、独活、黄柏、苍术、赤芍、大蓟等疏风利湿、清解郁热、通经络，以治肾之气血怫逆郁热。

告之：避过劳、感冒，每周服药 5 次。2 周作尿检 1 次。开始尚能注意调理生活，配合治疗。3~4 周后，尿检蛋白（+~±），咽红干，腰痛如前。思之二活久用既未减除腰痛，又于咽喉不利，故去之，黄芪、防风亦去之，余药如旧。随证或加马勃、荆芥清利咽喉；或加泽兰，配升麻、威灵仙疏解腰肾气血郁逆。1982 年初，尿检蛋白（±）。此后即忽视治疗，往往兼旬复诊一次，服药 5 剂。4 月 23 日尿检仍（±），咽红、腰痛无明显好转。

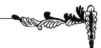

罗某，男，8岁，1982年4月6日初诊。

其祖母代诉：专程赴蓉检查，诊断为"肾病综合征"。已发病6年。5年多来，服强的松不断。开始水肿，近1~2年完全不肿。尿检蛋白绝大多数为（+++），极少数为少量。易感冒，鼻阻咽痛后即尿检异常加重，昨天蛋白（+++）。饮食好，二便如常。

患儿满月脸，体形呈向心性肥胖，面色红润，精神充沛。无咽痛。腰痛，浮肿，花剥舌，舌质嫩红偏胖，脉平。咽峡软腭潮红，扁桃腺Ⅱ度肿大。

凭症论之，系肺阴虚、卫外不固之候。以沙参、麦冬、玄参、生地滋养肺阴，荆芥、防风、僵蚕、蝉蜕、黄芩疏散风邪，清解热邪，茅根、赤芍、益母草活血利络。服5剂，尿检常规（－），连用20剂。而后半月复诊一次，因咽红，原方去荆芥、防风；因鼻流浓涕，加苍耳子；因鼻衄，加栀子、知母、大蓟，更益母草为茺蔚子。治疗期间从4月11日至6月15日尿常规一直保持阴性。据家长云，此为6年来所未有。

此二案系"肾性蛋白尿"。病程长者6年，短者半年。均有易感冒从而加重尿检异常的临床特点。肺主气，开窍于鼻，合皮毛，为水之上源。肺卫力弱，屏障不固，外邪乘虚入侵，故易患感冒。上虚不能摄下，阴精随溺而泄，虚者愈虚，故外感后尿检异常加重。根据长期咽峡潮红、咽痛，或花剥舌、饮食消化正常，又均为少年，符合肺阴虚证。个人体会此类疾病治肺即可治肾，治上亦可治下，或肺肾同治，都可收到较好的疗效。从蛋白尿看，何姓患者转为可疑，罗姓患者转为阴性，分别维持5个月或2个月余。从药物看，

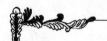

在常用方中，随证加入荆芥、苍耳子、僵蚕、蝉蜕疏风清热之品，升麻升阳解毒，这些药物是否对"肾性蛋白尿"有某种程度的特殊价值，有待深入研究。

45. 尿崩症案

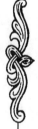

潘某，女，27岁，知青。住万县市三元街。1974年9月5日初诊。

烦渴、狂饮、多尿持续3个多月。3个月前在下地劳动时，感口渴咽燥，心慌，就近喝了很多冷水，顿觉全身舒适。少顷又感口渴、心慌心悸。自此以后，常渴饮多尿，人渐消瘦，且焦虑失眠。起病1个月后在万县地区医院就诊，经查尿糖、测尿比重、作菸草素刺激试验等多项检查，诊断为"尿崩症"。服药不效，病人渐渐感头晕气短，全身酸痛乏力。审视患者形体消瘦，精神抑郁，面色少荣。愁苦焦虑面容，舌淡瘦薄无苔，脉数无力。

狂饮多尿为"消渴"。病延3月余，头晕、失眠、烦懊乃肺胃燥热下伤肾阴，以致阴虚阳浮、神不守舍。继以短气乏力、舌淡脉弱，为阴伤及气，脾胃生化无权。故予滋肾润肺以潜阳，补益中气以调升降。

处方：熟地、乌梅、五味子、麦冬、山药、沙参、花粉、知母、黄芪、淫羊藿、葛根等出入为剂。

服药1个月诸症逐渐消失，至今已9年未复发。

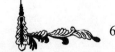

46.气阳虚崩症案（功能性子宫出血）

1966年6月，我参加地区医院巡回医疗到开县铁桥区。初秋下午，在巡诊途中，遇一农民拦住药担，喊"救命"，急赴病家。一农妇年近半百，弯腰捧腹坐竹靠边椅上，下垫棉尿片数层，椅下堆一团乱稻草。前阴出血较多，浸透棉尿片，染红稻草，地面还有积血，余心骇然，简问病情，得知患者一向健康，未回经，近一年来月经不规则，经期延长，此次月经来潮4~5天，仍然坚持劳动，今午后大出血，下腹持续痛，阵发性加剧，心慌不支。面色苍白，神志清楚，语言低微难续，手指头发冷，腹痛喜重压按。人以气血为本，气能随血脱，有续发虚脱之危！环顾四周，无亲属在旁，只有我和刘生（诊所学徒，挑药担者）二人。急予"良附丸"吞服，并针足三里及三阴交，希能缓痛，减少下血，以达温中止痛、摄血归经之目的；配熟地护阴，艾叶炭、地榆、蒲黄炭、石榴皮等止血。师徒二人就柴灶锅代其煮药，病人云"腹痛下血渐缓"，余心稍安。连煮2剂，嘱服2日。药后静观效应，痛血更减。恐夜间再次大出血，劝其到公社医疗点观察，病人不听，翌晨我同两位妇科医师到病家，病人说："从昨夜半起，腹痛消失，出血停止，但人软"，二医师讲："既止血，应继续服中药，现不宜作检查，可能是'宫血'或'子宫肌瘤'。"随访5个月，病人病后1周即下地干活，从此未再出血，但行经期不规则。

据余多年经验，崩症暴下血者，重症多见气虚及阳，轻症亦多气虚；止血为救急之首务、成败的关键；常用芪附理中汤加味。仅气虚者去附片，始终均重用黄芪补气摄血，习佐三七消瘀，以防瘀滞胞宫，熟地护阴以制约姜附，再加上诸止血药。在旧中国，此病均请中医救治，每获良效。解放后，医疗条件日益完善，在妇科就医者多，亦约中医会诊。疗效上，往往农民比市民好。

47. 气虚崩症案（功能性子宫出血）

刘某，女，43 岁，万县卫生学校教师。1982 年 4 月 23 日初诊。

主诉：经行半月未止。

现病史：半年来，月经不规则出血，经期延长，血量较多，地区医院妇科诊断为功能性子宫出血。4 个月前因月经逾旬日不止，量多，经清宫术后血止。此次月经又来半月，量多，夹有瘀块，但无腹痛，伴心慌、气短、神疲、面少荣色，舌淡而润，脉细弱。

辨证：《素问·上古天真论》曰："女子七七，任脉虚，太冲脉衰少，天癸竭。"临床常见女性在经断期前冲任不足，气血不调，月经紊乱。今患者出血日久，血虚及气，所以面色少荣，神疲，心慌气短，舌淡脉弱。气虚脾失统摄，则经血不止。宜补气摄血为治。

处方：黄芪、白术、乌贼骨、茜草、艾叶炭、蒲黄炭、地榆、秦皮。另辅以三七末吞服，4 剂血止，后用调理脾胃收功。

同年8月，又经行逾期不止，出血多，再用上方服3剂血止。

48. 痛经证治

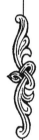

痛经是妇科临床最为常见的病种之一，临床辨证不外虚、实两大类。根据余数十年诊治之体会，认为实证偏多，实证又多发于未婚女青年，其发病的机理主要是寒滞冲任经脉，临床以经期腹痛、腰痛、经血有紫块等为主症，一般健康状况良好，月经周期多推迟，少数提前，出血量在正常范围之内，无白带或有正常少量白带，用温经散寒、活血止痛之当归四逆汤治疗，疗效肯定；虚证则多发于已婚中年妇女，健康状况一般较差，其发病机理主要是冲任虚寒，胞宫失养，临床痛经以腰痛为突出、绵绵隐痛、白带多为特点。月经周期或前或后，经色多偏淡。治疗应以补益气血、温壮元阳为主，余常用《金匮要略》黄芪建中汤加味，有良好疗效。举例如下。

（1）实证

例一：肖某，女，27岁，万县中医学校教师，1982年7月5日初诊。

自述痛经多年，月经后期，多在40天以上，经期腹痛腰痛，经色红，有瘀块，3日后疼痛减轻，1周左右干净，出血量在正常范围，无白带，腹部无压痛，饮食正常，无其他慢性病。

余根据其青年体实，痛在经前，经有瘀块，认为属于实

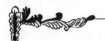

证，其病机主要是寒滞冲任经脉，寒凝，气滞，血瘀。遂拟当归四逆汤为治，原方桂枝改为肉桂，以温阳祛寒，另加香附、川芎疏肝活血，以增原方功效。嘱其在经前10天服药7剂，次月复诊云："上月经期仅有微痛。"

例二：童某，女，27岁，未婚，医务人员。1982年9月17日初诊。

从月经初潮即开始痛经，经血紫黯，至今已10余年，月经周期及出血量均正常，无白带。4年前又患头痛，疼痛较剧，地区医院内科、外科均无明确诊断，每天自服"去痛片"2次，每次2片，长期服用影响脾胃，呈现胃不适、口涎上涌、口干渴引饮等症，目前要求先治头痛。

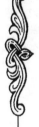

余拟当归四逆汤加川芎、羌活，意在一方两用，即头痛与痛经同治，因认为二症病因皆寒滞经脉也。再加半夏、葛根、花粉等于方中，治其多涎口渴。初服头痛口涎口渴均有效，继服又不效，而痛经则从此大减。后因胃脘膨胀嗳气，大便秘结难解，用旋覆花、代赭石、半夏、厚朴、枳壳、槟榔、杏仁、苏子等行气宽肠、和胃降逆而治愈以上诸症，又意外见多年顽固之头痛几乎消除。余思和胃降逆治愈头痛，是符合因势利导之原则，当归四逆汤治寒滞痛经，是针对病因病机。此人痛经10余年，头痛4年，虽不能断言今后不发，但至少说明当归四逆汤治寒滞痛经能控制症状。

例三：胡某，女，胃寒痛，寒滞痛经，历时8年，用大建中汤加味治胃痛，用当归四逆汤治痛经，历时两月余二症均消失，此病例在"胃脘痛、痛经"中已详述，此处从略。

例四：童渝，女，27岁，1982年9月17日初诊。

自述从16岁月经初潮即开始痛经，逐渐加重，近几年经期疼痛剧烈，甚至发生疼痛性休克到医院抢救，月经时间

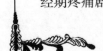

及出血量均在正常范围，经血多紫块，月经周期提前 4~5 天，痛喜热熨。用当归四逆汤原方加艾叶、五灵脂、丹参，并嘱其在经前 10 天开始服药，直到月经来潮时停止。10 月 22 日复诊云："10 月 13 日月经来潮，周期 30 天，疼痛不明显，经血无瘀块，6 天洁净，服药共 8 剂"。

（2）虚证

邓某，女，约 30 岁，小学教师，1970 年因人工流产后续发痛经，周期不规则，出血量少，不再怀孕，中西医治疗均不效，深感忧虑。商治于我，我深知其人工作认真而生活清寒，根据其形神不足、经期腰腹绵绵隐痛、喜热熨等症，认为是冲任虚损，胞脉失养，遂拟《金匮要略》黄芪建中汤原方加当归、花椒、巴戟天、杜仲、艾叶等以益气养血、温补下元，嘱其经前 10 天开始服药，逐渐痛止，月经周期恢复正常，并于次年生一男孩，合家欢喜。

49. 白带兼痛经的治疗

门诊常见中年女性经期腰痛，少腹痛，平时腰痛亦时轻时重，白带多，妇科检查多有慢性盆腔炎。患者常见营养欠佳，饮食不旺，或头晕，或便微溏。前贤论白带腹痛，多认为系脾失健运、肝失条达所致。余常习用《金匮要略》当归芍药散为主，收效尚好。

当归芍药散见于《金匮要略·妇人妊娠病脉证并治》及《金匮要略·妇人杂病脉证并治》，前者曰："妇人怀妊，腹中痛，当归芍药散主之"。后者曰："妇人腹中诸疾痛，当归

芍药散主之"。余青年时对上二条不甚理解，认为所述脉症不详，用药平淡，何能治腹中诸痛，初曾试用于妊娠水肿或妊娠恶阻，后见妇科检查为慢性盆腔炎者常伴有腹痛，乃认真习用此方，并摸索到原方加羌活、白芷，既可促归、芍活血，又能促进术、苓利湿，并助脾胃之气升腾；原方加甘草及重用白芍，则缓急止痛效良；如白带黄稠，下腹压痛，加黄柏、秦皮等以清湿热；如白带清稀证属虚寒，则加黄芪或芪、桂同用；若寒热夹杂，亦可黄芪、肉桂、黄柏并用。

50. 闭经案

妇科论闭经之病因病机及脉症分虚、实两类，虚有肝肾气血等不足，实有气郁、血郁、痰湿等阻滞。我临床所治多为未婚女青年，绝大多数形神健康，无明显虚或实的脉症，部分人经过妇科诊治，用中药疗效较佳，故述之。另外，因其他慢性消耗病，或大失血、痨瘵、虫积，以及现代放射、手术等损伤以致经闭者，不在讨论之列。

1969 至 1972 年，门诊常见落户女知青经闭 3~6 个月求治，均为续发性，患者年龄 20~25 岁之间，落户农村时间较长，性格多拘谨，或有失眠史，起始为经行后期量少，逐渐经闭。个别有初潮即经行后期，逐渐经闭。绝大多数除经闭外无自觉症状，个别面少华而神倦，或腰钝痛，或白带，但饮食消化及劳动均正常。

肾藏精，肝藏血，"肾气盛，天癸至。"又"任脉通，太冲脉盛，月事以时下。"遵此推理，则经闭由肾之精气、肝

之藏血不足，或冲任二脉失调，当无疑义矣。青年之肝肾冲任何以失调？其禀赋较薄和情志怫郁当为重要因素，因而用四物汤加鸡血藤（重用）、怀牛膝、红花、泽兰、香附以调肝肾，养血活血通经。调其不足，通其阻滞，以调助通。面色少华而脉弱者，加黄芪、桂枝；腰痛加巴戟天、补骨脂、续断等；白带多者加白术、白芷。均嘱每服 5 剂，停药 5~7 日，又服 5 剂，如此重复，多在月许经通。余思之，理论指导临床，医者尚须善为运用。下举一例：

徐某，女，24 岁，未婚，万县市百货站职工，1982 年 8 月 14 日初诊。

16 岁月经初潮，正常。约 2 年前失眠 1 个月，从此月经不再来，续发腰部钝痛，喜按捶，曾于发病 2 个月后请妇科用黄体酮治疗，用药后腰痛加重，数日后月经来潮，形神色脉均健康，无其他自觉症状，用上述方加巴戟天、黑故纸、北细辛，嘱服 4 剂，停 4 日再服 4 剂，病者服 8 剂药后腰痛加重，原方中再加桃仁，2 日后月经畅行。

51. 输卵管炎案

陈某，女，28 岁。1982 年 4 月 30 日初诊。

主诉：双侧腹股沟疼痛已久，加剧 1 周。

现病史：患者感双侧腹股沟痛已久，不能准确提供起病时间。近 1 周加剧后，到地区医院妇科检查，诊断为输卵管炎，用药未效。

近数月月经不规则，此次月经量少而不畅，白带多，质

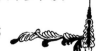

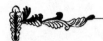

稠黄。查：双侧腹股沟压痛明显，少腹亦压痛。

辨证：阴股、少腹为肝脉所过。《素问·举痛论》曰："厥气客于阴股，寒气上及少腹，血泣在下相引，故腹痛引阴股"。患者双侧腹股沟、少腹疼痛拒按，白带量多质稠色黄，证属下焦肝之经气阻滞，血运不畅，湿郁热蒸，拟《金匮》当归芍药散加味治之。

处方：当归、白芍、川芎、橘核、川楝子、黄芩、黄柏、连翘、蒲公英、白术、茯苓、泽泻。方中归、芎、芍养血活血调肝；白术、茯苓、泽泻健脾利湿，加橘核、川楝散下焦肝脉结气。芩、柏、连翘、蒲公英等清湿热解毒。仅3剂，患者疼痛消失，重压之亦不感疼痛。

52. 转胞重症案

未某，女，30岁以上，其夫为冯玉祥将军所部师长，抗战于前方。1940年患者在军医护送下来雪师处就诊，值雪师避空袭迁居董家岩，不得已就余商诊。其人妊娠近6个月，始小便不利，渐至滴沥不通，下腹胀急，窘迫不堪。据云："近来全靠军医导尿，现因导尿刺激而尿道灼痛异常，既畏惧导尿，又不能不导，军医力劝赴渝就伪陆军医院手术治疗，但沿途日寇空袭危险，家中又无人照料，万望设法。"视其人形体瘦长，面色较白，不发热，饮食正常，精神尚可。小便不通乃因胎气下坠而压迫膀胱，证属妊娠转胞。先用五苓散加参芪，后予补中益气汤，均不效。遍检方书转苦思，急切中忽忆及《金匮》有"气分，心下坚，大如盘，边

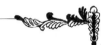

如旋杯，桂甘姜枣麻附辛汤主之"。读陈修园注云："麻黄桂枝攻其上，附子细辛攻其下，甘草大枣补中焦以运其气，庶上下之气交通，所谓大气一转，其结乃散"。将此文反复推敲，顿有所悟。乃用其全方，重加黄芪增强益气升陷之力，还入白芍约制姜附辛燥，佐以天冬、麦冬，润液并缓解尿道灼痛。由于附子为妊娠忌药，便向未说明，未表示"不要胎，只求小便通利"。遂嘱其昼夜每6小时一服。第三日派人来说明病已好转，后来再至。第二年，患者又抱一数月婴儿来诊，云："前年的药服2剂后即自行排尿，不再导，续服至正常为止，足月产一男孩"，并指怀中婴儿曰："此是第二胎，妊娠近6个月时，又尿闭如前，仍将保存之，按原方捡药，服数天即愈。"余平生仅遇此一例，故志之。

按：桂甘姜枣麻附辛汤出自《金匮要略》水气病篇，本治水饮结于胃脘，由于寒邪阻碍气机，三焦气化失职，水气互结而不行，故用麻桂宣开上焦心肺，附辛温运下焦肾阳，草枣调补中焦脾胃，其目的在于通阳气之痹阻，开上下之痞塞，使"阴阳相得其气乃行，大气一转，其结乃散"。其结何从而散？从小便去之也，当兼有小便不利等症。用治转胞尿闭，前人虽无成例，若细审其病机，则未有不吻合者。我认为本方紧要之处是能够振奋全身行水化气之机能，以解除肾与膀胱之气化障碍，从而恢复其司水液开阖之功能。

治疗转胞常用补中益气汤，其治重在脾；或肾气丸，其治重在肾；或五苓散，其治重在膀胱。若桂甘姜枣麻辛附子汤，则交通上、中、下三焦之力尤胜于诸方。本患者两次转胞均以此方治愈，其效果谅能肯定，由于病例不多，希有识者进一步实践之。

另附使用桂甘姜枣麻辛附子汤 1 例如下。

魏某，男，37 岁，1982 年 4 月因剧咳喘促、胸痛、腹胀住地区医院，抽出血性胸水，并放腹水 2 次，未检查出癌细胞，拟诊肺癌转移，促其出院。6 月 23 日来我院中医科会诊，病者面为黄土色，口唇青紫，呼吸气促，腹胀大如鼓，脐突，下肢水肿，按之凹陷不起，小便量少，自觉胀急不堪，饮食难进，舌淡紫，苔白滑多津，脉沉细数。以为元气已败，危在旦夕，势难为力，勉拟一方：桂枝 10g，甘草3g，干姜 9g，大枣 12g，麻黄 6g，附片 15g，细辛 5g，炒黑白牵牛各 10g，厚朴 12g，苍术 15g，草豆蔻 10g，泽泻12g，桑白皮 12g，葶苈子 15g，鸡内金 10g，益母草 20g，当归 12g，茯苓 20g。1 剂后尿量增加，腹部胀急稍缓，能少量进食。停药即尿少，腹胀又增，乃持方隔日 1 剂，能维持缓解状态，未再抽腹水，延至 8 月中旬死亡。

又万县市已故老中医陈汉平，善治水肿，夹热者用越婢加术汤，偏虚寒者用桂甘姜枣麻辛附子汤加补骨脂、马蔺子，曾亲见其治肾性水肿、营养不良水肿、肝硬化腹水等，屡治屡效，患者服药后皆有明显的尿量增加，肿势随减。由此不难看出，该方之利尿作用确值得研究。

53. 胎前产后三证的治疗体会

妇科胎前产后三证为妊娠恶阻、妊娠水肿、产后血晕与恶露不绝，这些病在旧中国多用中医治疗，疗效较佳，故简述点滴经验。

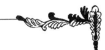

（1）重症妊娠恶阻

1940 年左右，抗日战争时期，门诊一怀孕 4~5 个月妇女，江苏人，教师，自述停经 2 个月后呕吐频繁，妇科检查为妊娠，因避空袭住农村，医药不便，呕吐久不愈，进食困难，每日只能进少量菜羹和稀粥，加少许食盐及冰糖比较适口，但稍多即全部吐出。因而全身乏力，腹部无 4~5 个月的妊娠外形，腹内无胎儿掣动。请妇科听胎儿心音不明。现觉心下痞塞，呕吐涎沫，口干不思饮食，头晕，心悸，气短，大便数日一次，初头硬，后微溏，尿量少，白带多。其人面色白，精神疲乏，肌肉瘦削，按其心下有板硬感，腹较平坦。余思之，心下痞硬是脾胃气虚，升降失调，胃气无力下降，又思其人进食如此精细且吐出，药物味劣其何以堪。选《金匮》大半夏汤原方，用半夏 20g、高丽参 10g、白蜜 100g 分数次调入药汁中服，以半夏降逆止呕，丽参益气生津，推动谷气下行以助半夏之降，再以白蜜滋润补养，其味甘美，病人乐意服用。数剂呕止进食；再予调理脾胃，饮食大增，逐渐腹部隆起，12 个月产一男婴，母子健康。

（2）妊娠水肿

怀孕至晚期双下肢远端水肿，多为生理现象。若早期（3~4 个月）即开始双下肢水肿，逐渐延及大腿，或眼胞浮肿，则应特别注意，中医称之为"子肿"。如同时伴头晕目眩、恶心等症者，则称"子冒"，子肿子冒进一步发展而出现突然昏倒、项强、抽搐、目上视等，则名"子痫"，严重威胁母子生命，治疗困难。因此其治疗重点应在早期子肿子冒阶段，避免子痫的发生。

子肿子冒的病机前人认为由胎气影响，肝脾不和，气滞湿阻则肿胀，继而肝旺肾虚则增眩晕呕恶。余习用《金匮》

当归芍药散治妊娠水肿，因此方养血活血、调肝理脾利湿，合五皮饮法则消肿力大。若续发眩晕、呕恶、脉弦等子冒症突出，则以平肝潜阳为主，选钩藤、草决明、黄芩、龙齿、石决明、京半夏等平肝潜阳和胃，旱莲草、女贞子、白芍益肾柔肝，知母、麦冬、桑白皮润金制木兼行水，子痫症解除后续用当归芍药散调理。

（3）产后血晕及恶露不绝

在分娩过程中，出血过多而呈现眩晕、腹痛、喘促，或虚脱昏迷等症者，均名产后血晕；产后历半月以上，阴道仍然出血，淋漓不断，名"产后恶露不绝"。由于二症均是产后出血，故合并讨论。

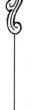

产后血晕是由于出血过多，气随血虚，气虚则运血无力而导致血瘀，所以血晕病机有气虚、血虚、血瘀之不同。在治疗上，有形之血不能速生，无形之气当所急固，宜补气止血，佐以消瘀，临床余习用高丽参 10g、三七粉 3g，治血晕效佳。所治病例难回忆，有三例印象深者举于下。

余青年开业于武汉时，遇一产后出血多而头晕、心慌、自汗、脉浮大无力者，急切中拟上述二药，24 小时内止血，诸症自愈。以后每遇此病即用之。

1939 年春开业于万县市，出诊到抗家湾，路过甘草坪，桃花盛开，遇一新产妇，脉症基本同上述，处方同之，2 日止血。

解放前夕，余合家迁居董岩寨内，傍晚时农民相约急诊，见一产妇出血多，面白，虚汗，下腹胀痛，呕吐，乡间小药店无高丽参、三七二药，改用党参、黄芪、蒲黄、五灵脂、延胡索（后三味药均生、炒各半）、半夏、益母草，服之 3 日血止而愈。

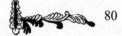

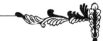

（注：十九畏曰"人参最怕五灵脂"，临床经验证明党参灵脂同用无副作用）

恶露即产后阴道流出之血，一般应在产后半个月至20天排尽，超过此期仍出者即名之。其病机有气虚血瘀和瘀热内结者。气虚血瘀者是由于出血日久，气随血虚，气虚又导致血瘀，多见神疲乏力，舌淡脉弱，下腹时有胀痛。瘀热内结者是由于出血日多，胞脉失养，外邪乘虚入里化热，临床可呈气虚血瘀证，但必兼有瘀热证候，如下腹胀痛拒按，多见白带黄稠气臭，或出血紫红，或脉数舌红，低热。余习用《金匮》胶艾汤加地榆、蒲黄、五灵脂（后二味均生、炒各半），气虚加黄芪，腹痛较重者加酒炒延胡索，以治气虚血瘀之恶露；瘀热内结者仍用上方，熟地改生地，加黄芩、知母、大蓟、天冬，有气虚者仍加黄芪。

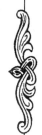

54.急性盆腔炎的治疗体会

1964 至 1966 年间，我在万县地区医院妇产科病房先后治疗急性盆腔炎 30 多例。其中多数为入院后先用西药治疗效果不佳，后改为中西药配合或单用中药治疗；少数入院则单用中药治疗。全部病例均于 2~3 周治愈出院。

所治病例均为青壮年已婚妇女。多数为产后继发急性盆腔炎，少数为慢性盆腔炎急性发作。临床表现有：恶寒、发热，午后热升，下腹痛拒按，有脓性白带。伴恶心，呕吐，不思食，大便干结，小便频数刺痛，下腹压痛明显，可扪及大小不等的包块。

本病属中医学之妇人杂病。分别属于产后发热、产后腹痛、白带、癥瘕等病。其发病多因产后胞脉失养，外邪趁虚入侵，故客邪与正气相搏结于少腹，化热成瘀，蒸湿生毒。其病机与肠痈相似。余用治急性阑尾炎验方（芩连棱莪红桃合剂）为基础，加入地丁散痈解毒，加柴胡、半夏、甘草缓热和胃。便秘加熟大黄泻热行瘀，小便灼痛加海金沙、滑石清热通淋。患者药后退热缓痛、减少脓性白带等均效果显著，包块多随之消失或缩小。在长期临床中，我观察到黄芩、黄连、三棱、莪术、红花、桃仁同用，对于治疗急性阑尾炎和急性盆腔炎，在清热解毒、促进炎性包块吸收方面有明显疗效。录于此供同人验证和探讨。

55. 哺乳期急性乳腺炎的治疗体会

妇女哺乳期急性乳腺炎属中医外吹乳痈范畴。轻症患者乳房局部结块、疼痛、压痛；重症患者皮肤潮红，患侧乳房胀大，恶寒发热，有化脓趋势。若一次治疗不彻底，结块可时起时消，症状时轻时重，日久难愈。

乳痈的形成前人认为有外、内二因，外因为乳头有细微破裂，"乳儿吮乳，口中热气……"；内因为乳汁积滞。乳头破裂结痂，可阻乳汁外流，气候、情绪、饮食等亦能使乳汁积滞，再加上"气滞血凝，湿热蕴结"而成，因而乳房局部结块，红肿热痛。乳汁积滞，乳液变得稠厚而色淡黄，严重影响母子健康。

其治疗原则应以散结气、下乳汁、行瘀血为主，并随证

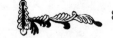

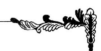

配伍发表清里、益阴通阳之品。乳房为肝之经脉所过区域，肝主疏泄，因而上述散结气、下乳汁、行瘀血等药物应选用其归经为入肝经者。

常用药物一般选橘核（或橘叶代）、蒲公英、青皮、赤芍、王不留行、穿山甲、瓜蒌仁、连翘八种。轻证初起，仅有结块疼痛，服之即效。若兼见恶寒发热，患处皮肤潮红，上方加入羌活、黄芩、黄连以解表清里；若见乳房胀大，再加木通、前仁以清利湿热；若迁延日久，结块较坚，患处潮红，可于原方加入玄参、夏枯草、黄连清热、益阴、软坚，再加轻量麻黄、丝瓜络以宣阳通络。

以上治法，余用于临床多获良效，其初起病轻者，3 日左右痊愈，但应坚持服药 1 周左右，以巩固疗效；否则，治疗不彻底就会导致反复发作，日久难愈。

上述入肝散气、破血行瘀之品，不仅对于治疗急性乳腺炎有效，而且对于男子急性睾丸炎、女子急性输卵管炎均有良效，对于男子前列腺炎也能缓解症状。所以然者，由于各病之病位均为肝之经脉所过，肝之经气与血行不利为共同原因也。

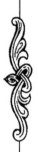

56. 类风湿性关节炎案

门诊所见风湿病多为青壮年，病程持续半年到 1 年，体温多正常，个别有低热，关节肌肉疼痛多不剧，个别剧痛，部分人心率增快。血沉均在 40~70mm/h 之间，多数人未查抗 "O"，少数人查抗 "O" 800~900 单位。辨证用药多在 1

个月左右治愈症状，血沉及抗"O"亦可恢复正常。

此类病症属于中医学痹证范围，其成因是营卫先虚，腠理不密，风、寒、湿三气乘虚侵袭肌表经络，气血运行不畅，久而成痹。辨证用药应注意几点：①风、寒、湿邪孰为偏胜，有无化热之势；②疼痛部位在上肢或下肢，根据不同部位选药；③日久必伤正气，有无气血不足或心、肝、肾受损症状，治疗应全面结合。

余习用方药常选防风、防己、羌活、独活、苍耳子、秦艽等为主，加入养血和血药如当归、川芎、白芍。如湿邪偏胜，痛在下肢，用独活、苍术、防己、薏苡仁为主；如寒邪偏胜，选加北细辛、制川乌配合白芍。郁热加知母、黄芩，或黄柏，或大蓟。或加乌梢蛇祛风通络，或选加豨莶草（重用）、五加皮、巴戟天、淫羊藿、续断等健筋骨、强肝肾。

病案举例：

姜某，女，13岁，1982年3月30日初诊。

1年前开始感双膝关节痛，于走上坡路时疼痛明显，走平路时或微痛或不痛，地区医院查血沉及抗"O"均不正常。诊断为风湿性关节炎。久治无效，仍坚持上学。昨又查血沉48mm/h，抗"O"800单位，想改用中药治疗。

患儿营养状况正常，双膝无红肿，无压痛，被动屈伸不痛，舌正常，脉略数。

疼痛偏右下肢，病因为湿邪较胜，湿邪凝滞着重，其性下趋，日久多兼郁热，况少年阳气偏旺，所以其脉偏数，又腰膝以下内属肝肾，治疗先祛湿为主，佐以疏风清热；药用苍术、黄柏燥湿清热；防己、萆薢、蚕砂、薏苡仁导经络之湿；加独活、秦艽疏风柔筋，甘草和中。守服2周，上坡时无明显疼痛。中途感冒低热加用过防风、白芷、黄芩、知

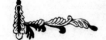

母、苍耳子等；感冒愈后又用前方加豨莶草、五加皮、怀牛膝，以调肝肾、强筋骨，之后证候完全消失。5月11日复查血沉3mm/h，抗"O"500单位。

易某，女，45岁，1983年2月初诊。

腰骶部持续疼痛，阵发性加剧，不能伸腰，不能下蹲，不能走路，已1月余。有肾盂肾炎史，自觉尿时有灼痛感，尿检无异常，地区医院门诊先怀疑尿路结石，后诊为风湿（因血沉偏高）。用药效不显。

患者面色少华，痛苦面容，体温正常，月经正常，饮食稍减，无心悸气喘，骶髋部有叩压痛，脉紧而弦，舌偏淡苔白。综合脉症，属痹证之寒邪较胜。治以温经散寒为主，佐利湿祛风。药用桂枝12g、白芍30g、甘草10g、制川乌12g（先煎半小时）、北细辛6g、苍术12g、防己12g、独活12g、续断12g、知母15g。水煎服。续服上方半月余，痊愈。

57. 风痹案（颈肩综合征）

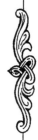

1977年夏，余患右上肢疼痛，开始以为"漏肩风"旧疾复发，未予重视，岂知疼痛日增，右上肢钝痛为阵发性，伴麻木如触电感，同时手指亦有麻木，方考虑颈椎有病，摄X线片诊断，为颈椎骨质增生。又延半月多，疼痛麻木持续不断，右手接触物体则疼不可忍，夜间不能上床平卧，日夜只能在竹靠椅上悬肘假寐。已自用蠲痹汤数剂无效。有人劝用牵引术缓解疼痛，余亦未从。复因不慎受凉，全身啬啬恶

寒，低烧，无汗，脉数，又试用麻黄桂枝各半汤。内心思忖颈椎骨质增生是慢性疾患，不应突然疼痛若是，可能由于某种原因使颈椎孔道水肿充血，使颈丛神经受压迫所致。麻黄桂枝合用，不惟发汗镇痛，方中杏仁合麻黄宣降肺气可以利尿，桂枝协白芍和营卫可活血，从而颈椎孔道水肿充血得以消除欤？乃用原方加白附子祛风痰，以增镇痛之力，加秦艽、黄芩、连翘、知母等治低热脉数。2剂感冒症状解除，体温正常，尿量较多，疼痛明显减轻。连服6剂，其痛消失，今已6年，未见再发。

58. 热痹案（急性风湿热伴发心肌炎）

1965年，中医病房收治一女性患者，年约30岁，某厂工人，因高热、关节疼痛入院。适逢西医将此例作为示范教学，见心尖搏动弥散，听诊呈奔马律，实验室检查白细胞增高，血沉增速，血培养阴性，诊断为急性风湿热伴发心肌炎。时病者发热弛张（38℃~40℃），有汗，四肢大关节红肿疼痛，手不可近，活动障碍，皮肤见散在性荨麻疹块，心悸气急，口燥渴，舌质红，脉促数有力。视其人体魁壮实，证属素体阳热偏盛，湿邪从热化火，耗伤津液，内侵血络，上乘于心。拟白虎汤加太子参、黄芩、黄连、黄柏泻火解毒，加少量羌活、独活、防己、防风、白芷疏导风湿，冀邪从内外两解，血脉复其和畅。4剂后热退，疼痛渐减，皮疹渐消，续用原方服至症状基本消失出院。此例治疗过程中未加用西药，出院时查血沉亦降至正常。

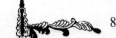

热痹为临床常见，此例病即典型，单用中药效果亦好；惜乎后来重复应用时，疗效多不满意，特别是疼痛不易缓解。尚待进一步探索，录之供参考。

59. 毛发红糠疹治验

骆某，男，35 岁，万县市南浦机械厂工人，1983 年 3 月 11 日初诊。

患者自 1982 年 6 月初，头面部开始出现皮疹，逐渐遍及全身，红疹蔓延密集，融合成斑片状，色朱赤，不痒。继而红斑表层起鳞屑，皮肤干燥皲裂，奇痒灼痛，片刻难安。进一步发现手指甲、足趾甲变硬增厚，其坚如石。去成、渝两地求治，经专家几次会诊，诊断为毛发红糠疹，并表示治疗乏术，住院半年无好转，遂回万服用中药。此病自 1983 年 3 月 1 日起至 11 月底止，治疗近 10 个月，其间蒙朱仁康教授数次邮寄处方，患者今已基本告愈。因疗程较长，颇费周折，下面录其几个主要治法，供同道参考。

初诊时，症状如前所述，下肢红斑密度尤甚，新旧相杂，痒痛烦躁，每天须用"扑尔敏"止痒，终日昏昏欲睡。视其形体壮实，又无其他旧疾，舌脉正常。应属风热之邪外袭，液伤化燥，影响"肺荣皮毛、肝荣爪甲"。治宜润液凉营和血，结合轻透风热于外，苦降肝火于内。

处方：生地、玄参、天冬、旱莲草、大蓟、槐米、大胡麻、蝉蜕、龙胆草、栀子、木通。同时建议向朱仁康教授投函求治。

3月中旬，收到朱教授处方，与余处方药十有九同。遂仍用前法增损，加丹皮、赤芍、紫草、大青叶、知母等。服至5月中旬，上半身红斑稍见减退。

朱教授于3月底寄来苍术膏方：苍术500g、当归100g、白蒺藜100g，水煎浓缩加蜜收膏，每日2次，每服一食匙。嘱继续内服汤剂。苍术膏服一料后，又将前方改为苍术、当归、白鲜皮各100g炼蜜收膏。此膏服1周，即见皮肤鳞屑明显减少，1个月后爪甲角化渐软，2个月后基本正常。此苍术膏方治皮肤鳞屑及爪甲角化甚佳。何以能治皮肤爪甲角化？查苍术辛香苦温，其性升发，功善燥湿，当归、蜂蜜养血润燥，苍术载养血滋阴清营诸药升发运化而外达皮毛，使肝血荣濡、肺气敷布，因以治爪甲角化有功欤？

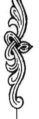

5月末，红斑仍未消退，右下肢肌肤漫肿，瘙痒烦躁不减，仍须用扑尔敏。因思此病邪火炽盛，当拟重剂直折其势方可，改用大黄黄连泻心汤合犀角地黄汤，加胆草、栀子、木通、槐米（犀角只用过3剂），继续用苍术膏。1周后右下肢漫肿消失，3周后瘙痒已止，可不用扑尔敏，红斑亦开始明显消散。在这一治疗阶段中，大黄每日10g，连用85剂，或加用增液汤，或加女贞子、旱莲草、龙胆草、栀子、木通等。

8月21日，朱教授寄清燥救肺汤方来，因缺阿胶、黑芝麻，守服半月后，余复用南、北沙参及生地、玄参、麦冬、旱莲草、白芍、知母，或加枸杞等，以清滋肺胃肝肾。服至11月底，症状消失，仅见大腿后侧少量陈旧性红斑未除，嘱其逐渐停药。

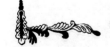

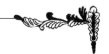

60. 下肢慢性肿疡案

熊某，男，47岁，理发工人，1975年深秋初诊。

患者半年前始因脚丫湿气感染，继发胫端皮肤大片红斑，全身高热恶寒。地区医院外科诊断为丹毒。打针服药后热退，红斑减轻。但继续治疗则无效。且患肢红斑颜色逐渐加深，向周围蔓延，伴有肿胀及部分表浅皮肤破损，渗出污水。外科排除骨髓炎后，表示难治，因而请我用中药治疗。

查患肢自踝关节以上至膝下全部乌红肿胀，触之板硬，有灼热感，压痛明显，按其周围凹陷颇深，良久不起。患者精神抑郁，面少荣色，其脉稍数。诉述病情，顾虑生活，声泪俱下。

寻思病机为湿毒稽留，络脉瘀阻，邪热郁蒸，三者互相依附，不能单治其一；而病经半载，患区皮肤乌红肿胀，精神抑郁，营养欠佳，提示邪气实、正气虚而血瘀水停，正不伸则邪难除，忌肆用苦寒冰伏，拟用辛温发表、益气行水、活血化瘀、清火解毒合法，俾苦寒有所约制，扶正除邪又互相资助。因势利导以治病治人实为祖国医学之精髓。

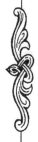

处方：羌活12g，北细辛6g，川芎15g，白芷15g，黄芪25g，防己12g，赤芍12g，红花10g，桃仁15g，黄连8g，黄柏10g，玄参20g。

只上药一方到底，连服1个月痊愈。随访7年，未见再发。

61. 暑疖、多发性疖病案

1966 年，余在农村巡回医疗，时值夏秋之交，久旱酷热，患暑疖和多发性疖病来诊者颇多，余以"简、便、廉"方治之，费用少，效验好，故志于此。

暑疖来诊者均为幼儿，临床多有高热，疖肿由数个到 10 余个，大多分布于头部前额、颈项，小如豆，大如李，红肿热痛，哭闹不安。余用紫花地丁、蒲公英为主药，配以荆芥、防风、连翘、黄芩、生石膏、知母、玄参、赤芍。重者加黄连，便结加大黄。服 2~3 剂而热退，疖疮红紫肿痛减轻；继用旱莲草、大蓟、槐米、连翘、六一散，守服 1 周，均疖肿逐次消失而愈。

多发性疖病来治者多为青壮年农民，疖生于臀部，农民名曰"坐板疮"，彼落此起，久延不愈。疼痛化脓，衣裤污染，坐卧均有困难。余仍用紫花地丁、蒲公英为主药，配黄柏、玄参、旱莲草、大蓟、槐米、麻黄。守服 10 剂，部分病人接近治愈，其余均病情好转（疖肿疼痛减轻，无新的疖肿再现）。

治暑疖高热用清热解毒、内清外透为法。如紫花地丁、蒲公英清热解毒，其余为内清外透。热退后，用旱莲草、大蓟、槐米养阴凉血，连翘、六一散清暑。

治多发性疖肿仍用紫花地丁、蒲公英清热解毒；因有下焦湿热，故配黄柏；仍用旱莲草、大蓟、槐米养阴凉血；加玄参则养阴力大而且可软坚消结；用麻黄"破积"。

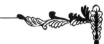

　　余治急性"风疹块"，治"急性肾炎"蛋白血尿，治高血压"头晕目眩等，均用旱莲草、大蓟、槐米三药入煎而增效，今治疖亦用之，因该三味药对阴虚内热、热伤血络者有效。

　　奉节县一女青年（忘其姓名）系李重人先生亲属介绍来万求治，其患一侧下肢慢性肿疡亦如熊某症，但较轻。曾在当地医院诊断为脉管炎、骨髓炎，经地区医院外科排除该二病后，我亦用上方月余治愈。

　　中医学校何某之弟，农民，1981年夏在劳动中不慎一侧胫端外伤，逐渐发展为前述症状（比熊例较轻），经西医外科处理不效。至1981年年底，手扶木杖跛行到中医学校门诊。余曰："中药能治愈此病"。服药2剂效不显，易西医外治，西医不效又来，时中时西，后说服其坚持用上方1个月左右治愈。

　　中医对某些外科疾患历来重视内治，往往有外治不愈而内服药获效者。关键在于辨明阴阳表里、寒热虚实，因势利导。内服药多用羌、辛、芎、芷，借其辛温发表，宣通肌肤经脉气机，以为活血之本；再结合红、桃、赤芍祛瘀，连、柏、玄参清火解毒。瘀血、停水、火毒三者齐治，表里分消，因势利导，扶正除邪有机结合，相辅相成，所以投之有效。常见不少医者一见肿疡便只知大剂清热泻火消炎，则有失祖国医学之精髓，亦有失外科用药之传统。

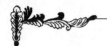

62. 结节瘀斑案

黄某，女，19岁，1982年11月2日初诊。

双下肢小腿散见指头大乌红瘀斑，扪之有较硬结节，压痛明显，伴水肿。左下肢瘀斑较多，水肿明显，压之没指；右下肢瘀斑少，水肿轻。面少荣色，舌偏淡，脉偏沉，无四肢关节痛及其他症状。地区医院查血沉38mm/h，抗"O"正常，血小板正常，无明确诊断，治疗无效已3月余。

瘀斑、结节、压痛伴水肿，湿热内蕴为因，经脉壅滞、血瘀水停为果；脉沉舌淡，气有不足之象。应主治其因，兼治其果，用药避免偏于苦寒，着重宣通，利于气机升降，解除瘀闭。

选用苍术、黄柏、川牛膝（即三妙散），祛湿热、通血脉为主，加红花、赤芍活血化瘀，防己行水，羌活、白芷、玄参、夏枯草、蒲公英等共奏消散硬节之效，黄芪配少量麻黄可加强行水之功且兼益气。

11月12日二诊，上方共服7剂，水肿基本消失，瘀斑色略转淡。结节、压痛未减，又见2个新生瘀斑。原方去黄芪、麻黄二味，因水肿消失也。再服7剂。

11月23日三诊，水肿全消，瘀斑渐吸收，结节和压痛均减。原方加重夏枯草、玄参用量，以增强软坚散结之功。仍7剂。

12月23日四诊，瘀斑、结节、压痛部分消失，部分减轻，未见新生。仍用原方获愈。

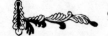

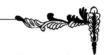

63. 湿热疖肿案

乡友于某之夫人，家庭主妇，1978 年 10 月 7 日跛行到我家，诉 3 天前开始左下肢疼痛，白带增多，未以为意。不料疼痛与日俱增，行路艰难，卧下时需双手抱左膝抬左腿方能上床。病后白带增多，下腹不痛。又谓"素有风湿"，深信今乃"风湿"复发，希用"风湿良药"。

查其舌脉无异，双上肢及腰脊均正常，双下肢肌肉亦均无压痛，关节伸屈无碍。于是循腹而下，于左侧耻骨处查有如拇指大一块，不可触近，左腹股沟淋巴结肿大压痛。余告之曰："病非风湿，似湿热疖肿之类"。

疖肿是发于肌肤浅表较小之外疡，疖肿中常见为热疖，发病在炎夏，多见于头部及上半身。今患者发病于深秋，耻骨部如拇指大一块，压痛明显，循经客于耻骨肌肉而成疖肿，故名为湿热疖肿。其左下肢运动障碍，是该疖肿所影响。药用紫花地丁、黄柏、黄连、没药、赤芍、独活、羌活、川芎、白芷等苦寒清热、燥湿解毒、活血化瘀，并借辛温发散药通经脉、开阻滞，开以助清。服药 2 剂痛减，共服 3 剂病如失，患区重压亦不痛，左下肢行动如常，白带亦止。

医者临床应仔细，四诊不可偏废。仲景《伤寒论》自序中批评过那些"省疾问病，务在口给，相对斯须，便处药方"的医疗作风，志之，愿与同人共勉。

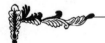

64. 暑热案

（注：此案为编者所记）

陈某，男，73岁，1986年8月求诊。

患者自诉低热20多天，体温在37.5~38.0℃，乍寒乍热，浑身酸疼，困乏不堪，伴轻微咳嗽，但始终无汗。去某医院检查，血象和胸透都正常，给静脉点滴抗生素和口服退热药无效。医生劝其住院治疗，其认为自己年纪已老，死不足畏，坚决不愿住院，遂前来请龚老诊治。

先予柴胡、黄芩、知母、青蒿等药和解，但热仍不减，于是打破常规，改用白虎汤合黄连解毒汤重剂：石膏40g、知母20g、黄连10g、荆芥12g、防风10g，煎服2剂后热竟退清，其他症状亦随之消失。

按：患者系万县市工商界元老，与龚师交情甚笃，此例用药经验源于龚师本人曾在某年患同样疾病的内服药方。该病从病机角度分析，证属暑天受凉而阳气被遏，《伤暑全书》说"暑病首用辛凉"即是此意，也与仲景书中三阳合病同例。如果按卫气营血辨证循规用药，病必难解，可见古人所订立的框架尚有打破之必要。中医退热治法十分宏富，但基本原则是把握病机，因势利导，这和西医观点有很大不同。西医重形质，即对人体组织结构和病原微生物的观察深入细致；而中医重气化，是从宏观来分析病邪侵入人体后脏腑功能活动所发生的反应，并积累了极其丰富的治疗经验。所以中医用药要以中医理论为指导，不必受西医治发热必须用消

炎退热药所囿，要使自己的临床思路更开阔，就应该多学多看多想。多学就是认真领会中医典籍和历代各临床家的学术思想；多看就是要勤于临证，从实践中逐步掌握好辨证论治方法，譬如冉雪峰师用葶苈子量特重，每至八钱，常讲起上海诸医用量只有5~8分，有何效果；多想则需要勤思考，才有提高。龚老说："时代给祖国医学提出了新的要求：一方面目前中医队伍应深入掌握中医药学的完整理论体系，对治疗技术要精益求精，在继承中发扬，并参考西医诊断和辅助检查，以便总结诊疗经验；另一方面是中医药将来应与现代科学的最新理论与现代科学技术挂钩，从而为丰富发展世界医学作出贡献"。

65. 瞳孔缩小症案（虹膜睫状体炎）

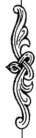

蔡某，女，40岁，万县市罐头厂工人，1967年3月5日初诊。

4个月前因受凉后头痛，鼻流清涕，一侧目痛，流泪畏光，逐渐加重，地区医院五官科检查为虹膜睫状体炎，经扩瞳、热敷、服药、打针，连续治疗4个月无效，头痛目痛有增无减，视力下降。经治医师嘱其瞳孔缩小不能改善，日久恐患失明，应请中医治疗观察。

患目与健侧对比，患目瞳孔明显缩小，瞳孔边缘似残缺不整齐，角膜四周有呈放射状之红丝，色紫暗，视物极度模糊。询知患者平素体健，有轻度关节痛史，现饮食、二便及月经正常，但头痛目痛影响睡眠，情绪颇不佳。

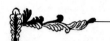

虹膜睫状体炎与中医之瞳孔缩小症相仿，病人形体无虚，当属实证。目为肝之窍；目痛属肝热化火冲激，且病起于外感，风寒之邪上扰清空，留滞脉络，与内生之火相搏，损害瞳人，至视力下降。施治之法，第一当解除外邪，选羌活、防风、川芎、白芷、北细辛等发散风寒，疏泄郁热；龙胆草、黄连、黄芩、青葙子等内泻肝火；生地、玄参、天冬润液。三者合用，以流畅血运，开启怫郁，清降邪热，滑润脉络，从而改善患区气化推陈出新之力，恢复营卫机能。止痛在兹，消炎在兹，修复病损在兹，明目亦在兹。

方药：羌活 12g，防风 15g，川芎 15g，白芷 12g，北细辛 5g，龙胆草 15g，黄芩 15g，黄连 9g，青葙子 15g，生地 20g，玄参 30g，天冬 20g。每日煎服 1 剂。

3 日后复诊，头痛明显减轻；又续服，头痛目痛逐渐消失，乃去细辛，减轻发表药用量，加入养肝明目之品。共治疗 1 个半月，视力恢复，瞳孔两侧对比相同。

66. 咽喉、口腔、中耳部分疾病治疗经验

急性扁桃体炎中医名"乳蛾"。急性中耳炎中医名"耳脓"。急性口腔溃疡，中医名"口疮"。多见于儿童及青少年，各病均属外感风热之邪与阴虚内热相搏。门诊此类病较多，尤以急性扁桃体炎为多，中药治疗甚效佳。均用一方统治，方药简便，奏效迅速。分别举例如下。

1956 年左右，同屋朱姓小儿高烧，几次深夜到医院急

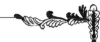

诊，余询悉为急性扁桃体炎，劝其用中药，不听。继而小儿又并发急性中耳炎，日夜哭闹，余又劝其服中药，仍不听。又经过2日，朱主动请我用中药，并说："病毒感染要吃中药"。余查患儿双侧扁桃体焮红混浊肿胀，有脓性分泌物，又见其右侧外耳道潮红肿胀，触痛明显，身热如炽。处方用玄参、天冬、黄芩、黄连、射干、栀子、川牛膝、甘草，嘱加冰糖于药汁中。余亲见小儿服药顺利，因高热口渴，药味甘美也（黄连与甘草同用即不太苦，加冰糖则无苦味）。2剂退热，3剂咽肿耳痛均消失，嘱其再服2剂巩固疗效。朱为上海人，对中医药缺少认识，从此后相信中医药。

治急性扁桃体炎即用上方前五味药；加入后三味则扁桃体炎及中耳炎均治。另外，赤芍、丹皮、连翘均可加用；初起有表证可加荆、防；中耳炎尚可加龙胆草。

门诊常见小儿急性口腔溃疡，好发于唇、颊黏膜、上腭、牙床、舌边缘，溃疡散在，大小不一，周围潮红，进食哭闹。余习用玄参、天冬、黄连、甘草、竹叶、木通，3日左右愈。老友谭家荣先生，治此不用内服药，仅用少许末药掺上即效。我外孙女，4岁，发热后口腔舌面溃疡，哭闹不进食，谭赠末药少许，傍晚用药，翌晨即吃油炸麻花。

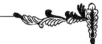

诊余漫话

1. 论疾病无绝对的
表里寒热虚实

50多年来，龚老在成功中寻道理，在失败中找原因，经过反复推敲，终于悟出了一条十分有益的见解："疾病无绝对的表里寒热虚实"。下列全文均为龚老口述。

何谓病？荀子有句名言："性伤（指生理功能受到损害）谓之病。"（《荀子·正名》）有病常有症可察，也有无症可察者，有症就必有病。症者，征兆也。凡病人所产生的异常感觉和客观反映即是，又系医生辨证论治的凭据。八纲是认识疾病、辨别证候、指导治疗的基础大法。它萌芽于《内经》，奠基于《伤寒杂病论》，成熟于明清时期。阐发经义，承

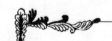

上启下，代有发展，医学之源流也。表、热、实属阳；里、寒、虚属阴。进行明确归类之功，首推程氏钟龄。

临证时细辨八纲为医者之责。八纲重在相对，众人皆知；但八纲无绝对，似乎不胜了了。因而对前者诸贤多有精辟论说；而对后者殊少明文阐发。愚者一得，试图补其短，提出共商。

人身有形有能有神，总不离阴阳。阴中有阳，阳中有阴；里中有表，表中有里。若要截然划分表里。是否妥当？"论理人形，列别脏腑，端络经脉……尽有经纪，外内之应，皆有表里"（《素问·阴阳应象大论》）。经训在此，岂可惑乎！表里，一者可指部位的浅和深，可指相邻脏腑之间的配属，如肝与胆、脾与胃；二者可指气化功能的紧密联系，如肺合皮毛，肺与大肠。经络纵横全身，气血运行不息，是形成表里关系的根本所在。人患病有外感、内伤两大类。寒邪多从皮毛而入，温邪多从口鼻而进，杂病多从内而生，都必有所伤之处。或从外而至于内，盛于内；或从内而至于外，盛于外。

伤寒表实有呕逆，太阴风温用银平剂。表证虽一，寒温互异，均兼里证。探其理，大抵有二：其一，外受之邪，少伤肌表，多伤脏腑，"天之邪气，感则害人五脏"；其二，无论邪伤何处，邪正相争之势必然导致全身应变而成表证。伤寒由表传里，温病由卫及气，均可成大热、大烦渴、不恶寒、反恶热、脉洪数的里热证，与表证无关么？无热恶寒、脉沉之里寒证又何能离表呢？"有诸内，必形诸外"。表与表证，里与里证，表证和里，里证和表，既有区别又有联系。表里是指相对的部位；表证和里证是指某些特定脉证；表证和里、里证和表是指内在的生理病理机制。据此而论，那种

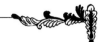

"表证就病在表，里证就病在里"的看法是欠妥的。表里同病与表证和里或里证和表之间也不宜画等号。麻黄汤中的麻黄辛温发表，杏仁苦降行里；四逆汤内的附子大辛大热，走而不守，通行十二经，温脾肾之阳，内逐寒湿，外散风寒，可为佐证。

人之有生，体内外环境统一，全赖气化，动而不已，生化无穷。常人阴平阳秘，生化之机保持动态平衡。但有偏阴偏阳之人，偏强偏弱之时。病时，邪正相争始终，以致生机紊乱，变化复杂多端。概括言之：从病性论，不外寒热；从正邪论，不外虚实。字仅四个，涵义深广。

寒与热，虚与实，均相反相依。一般地说，相反易明白，相依较难理解。寒能生热，热中有寒；热能生寒，寒中有热。虚能变实，实中有虚；实能变虚，虚中有实。此类证情，屡见不鲜，何耶？

寒热本言病性，由邪气引起，随正气决定转归。"人之伤于寒也，则为病热"，因果不一；人伤温邪，则为病热，因果一致；又有同时同地同患时行感冒，有的病热，有的病寒，因果既统一又不统一。前人虽有寒邪易伤人之阳气、温邪易伤人之阴精的说法，但寒温二邪往往混杂为患，多少不定。人的体质有常有变，或阴阳平衡，或偏于阴盛，或偏于阳盛。阴阳平衡者，每随寒邪生寒、热邪生热；偏于阴盛者，不论邪之寒与温，皆多化寒；偏于阳盛者，不论邪之寒与温，皆多化热。后二者乃阳脏者多热化、阴脏者多寒化之理也。寒能生热，热能生寒，病中更是多见。如"服桂枝汤，大汗出后，大烦渴不解，脉洪大者，白虎加人参汤主之，此寒生热也；发汗，若下之，病仍不解，烦躁者，茯苓四逆汤主之，此热生寒也"。上述讨论说明医理、哲理能互

相贯通。外因是变化的条件，内因是变化的根据，外因通过
内因而起作用。内伤病可由外邪入侵，损害脏腑；或七情过
度，郁结不舒；或生活无常，房室劳伤；或气滞血瘀，痰饮
食积等因而成。凡此种种，邪正相争，形气俱盛则生热，寒
邪亦被激发生火；形气俱虚则生寒，邪热亦被冰冻化寒。形
为气之体，气为体之用，体为阴，用为阳。体用阴阳俱盛，
则成热证；体用阴阳俱虚，则生寒证。总之，无论外感内
伤，百病皆生于气，正与邪都属于气，相争不休，实时则
热，虚时则寒，亦即气有余者热，气不足者寒也。气为阳，
其性善动善行。有余于此，必不足于彼；有余于彼，必不足
于此。有余为热，不足为寒。寒中有热，热中有寒，就无须
赘言了。

　　研究虚实至关紧要。虚补实泻，为证治的不易大法。致
虚之源，在于正气被夺；致实之因，在于邪气盛。正气，泛
指维护健康、防治病邪的内在因素的总称，如精、气、血、
津液等。邪气，不正之谓邪，一切损害健康的体内外因素都
属于邪气。从正邪对人体的利害度而言，正气无过多过强之
理，邪气无过弱过少之论。要邪盛正强，才成实证；邪盛正
弱，或邪正俱弱，才成虚证。唯有正邪是决定虚实二证的根
本对立力量，缺一不可。由邪盛正强转为邪盛正弱，实变虚
也；若正气又转强盛，虚变实也；若正盛邪弱，则又为疾病
向愈之机。非我所创见，渊源于"虚则太阴，实则阳明"之
理。病损之处必是正气聚积之地，抗拒病邪也。或在脏，或
在腑，或在经，或在脉，或在气，或在血。可成虚证，可成
实证，但绝无纯虚证、纯实证。若有，则无正邪可言，就违
背了"精气夺则虚，邪气盛则实"的基本原理；若有，又怎
能由虚变实，由实变虚。不可否认，临床上确有典型的虚

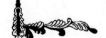

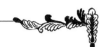

证、实证存在，如少阴病的四逆汤证，阳明病的大承气证。前者回阳救逆，为补阳法，意在扶阳以驱寒邪；后者急下存阴，为泻热法，意在攻逐热邪以救阴津。试问，若是纯虚无实，或纯实无虚，驱寒邪、救阴津有何意义。外感如此，杂病更是虚实交错。日久难愈，邪不去，正亦弱，正越伤，邪越留，互成恶性因果关系。贼邪盘踞之处邪盛正弱，实中有虚，"邪之所凑，其气必虚"也。正伤体弱，难以制服邪气，虚中有实，"精气夺则虚，邪气盛则实"。五脏六腑，经脉气血，相依为用。动中有静，静中有动，升降出入，循环无端。生理是病理的基础，一脏有病，可传他脏。"见肝之病，知肝传脾"。肝主疏泄，脾司运化，木郁土呆。郁为因为实，呆为果为虚中之实。因脾旺不受肝之邪，虚则受之也。气为血之帅，血为气之母，气生血，血生气。气虚则血虚，气滞则血瘀，相反亦然。可见，病之虚虚实实，彼此错综复杂，难以追本求源。

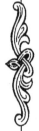

表、里、寒、热、虚、实，张景岳称"六变"，徐灵胎称"六要"，关键在于察其变，才能握其要。任何疾病都处在不断的变化之中，六变之象有明有晦，明中有晦，晦中有明。明的，是辨证论治的天然指针；晦的，常系传变的先兆，体现六变的内在牵联关系。善握明者，药证相印，固然取效；善握晦者，尤多中肯綮，减轻病证，缩短病程。应随机应变，可先安未受邪之地，可较快恢复健康，对证、对病、对人都很有利。

"治病求本，本于何？"其说不一。张景岳有本于表、里、寒、热、虚、实之见。医者，意也，贵在变通。通其理，变其法，活其用。无明显表里证而用表里法的，如本书中下肢慢性肿疡一案，火、湿、毒损伤肌表经络，缠绵难

愈。既无明显表证可凭，又无明显里证可据，从何着手？观局部，顾整体，见微知著。用羌、辛、芎、芷升发阳气，通经络；黄芪、桃仁益气、活血、利水，连柏清火解毒。标本同治，以补助行，以行助补，相须为用。不少外感病每每表证为时较短，因病根在里，外形于表也。此时只解表不清里，则不能"伏其所主"。吴氏银翘散虽有解表清里之功，似嫌理明药轻。如本书中风温一案，恶寒无汗，高热微咳，大便二三日未行，舌根苔厚，脉浮数有力。表证未罢，内热已炽，病在气分，用麻杏甘石汤加味治之，清里透表，宣上通下，里清表自和也。热在气分，热毒壅结脏腑，化火伤阴最速，要"伏其所主，必先其所因"。必须早用芩、连降火解毒，石膏、知母清热保津，通常情况下可治愈一般温病。病在里时有表证者，本书中"颈肩综合征"一案，右上肢麻痛如触电，病历月许。炎夏复受外邪，啬啬恶寒，微热无汗，身楚脉数，用麻桂各半汤加味治之。意在升腾气机，冲开郁痹，通经脉，和营卫，祛风痰，逐邪热，利水道。以升开之力推动清降之效，升降复常，表解里自和也。因而，将发表药均限于治表不治里，上升不下降，亦未必尽然。表里寒热虚实错综变化集于一病者，并不少见。如老年咳喘经久不愈，反复难治，首因年迈体弱，正气亏损于内；次因病深日久，损伤脏腑；再因累感外邪，不断加重病情，形成本虚标实、寒热错杂、表里同病的证候。本虚者，虚在肺、脾、心、肾；标实者，实在邪气丛生。肺虚，外难固护肌肤，易受六淫侵袭，或成风寒证、风热证，或表虚，或表实。内难肃降，气上逆为喘；水停成饮，滋生痰涎，多为寒；痰饮阻遏，肺气膹郁，可生热；寒多热少者，为寒中有热，热多寒少者，为热中有寒，痰、饮、热三者相互煎熬，又可化燥。

所以或咳痰清稀，或干咳黏痰难咯，或喉中水鸡声。脾虚，上乏阴精贯注心肺，下少精气贮藏于肾，并能留饮生痰。心虚，宗气失主，气滞血瘀，静则气馁，动则怔忡。肾虚，气乏根系，水无气化，不能升清降浊，上为喘呼，下为水肿。"出入废则神机化灭，升降息则气立孤危"。余常遵此经义，论治变化复杂之病证。以咳喘为例，辨析理法，肺、脾、肾三脏实为升降出入的枢纽。肺主宣肃，法当开降。开能外散表邪，疏通郁滞；内畅肺气，利于化饮、涤痰、清热；降能顺气降逆，亦能利于清火润燥，有助于收敛肺气，引痰湿下行。脾司运化，为肺之母；肾藏真元，为脾运之基，肺气之根。损及脾肾，理应温补、培本滋元，温阳以散内外之寒，补气能利水消肿、宁心安神。治则宜开中有降、降中寓开，温而不燥，补而不滞，治标顾本，培本顾标，因人、因证、因时遣方用药，配合得宜，可以协助升降出入恢复动态平衡。

近六十年来，我在临床工作中对于"有者求之无者求之"逐渐加深了理解。在疾病发生发展过程中，求邪正相争的盛衰情况，求六变外在的体现，尤其要求内在的联系和演变趋势，求病人的心理状态，求相应的治疗方法，目的在于既治已现的病证，又疗未现的内在演变。与此同时，决不可忽视良性心理的作用。古人说"人身一小天地"，形象地说明了机体的统一性、完整性。病邪损害机体，机体必然抗拒病邪的损害，充分体现对立统一的疾病观，保持了祖国医学思想的整体观特色。个人认为，应深入阐发这个特色，并应深入阐发"有者求之，无者求之"的经义。如此，将对教学和临床均有裨益，且可避免片面性等观点对祖国医学无形的不良影响。

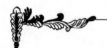

2.从"湿热"概念
分析几种病症的治疗

"湿热"含义较广,外感病和内伤杂病都在应用,很难截然划分。下面举急性黄疸型肝炎、迁延性肝炎、急性单纯性阑尾炎、菌痢、结肠溃疡、直肠溃疡(以下合称结肠直肠溃疡)为例,均从湿热角度进行分析讨论。

(1)急性黄疸型肝炎

黄疸属湿热内滞中焦,不得宣泄,熏蒸肝胆,胆汁不循常道,溢于血脉之中,外渗肌肤所致。常与外感时邪、饮食不洁、脾胃虚弱有关。黄疸期用茵陈、柴胡、黄芩合平胃、二陈。不论湿胜或热胜,必用茵陈清热利湿。见便溏、白滑苔,湿郁甚者,重用平胃、二陈,其中用苍术至关重要。见烦懊、腹满便秘或大便胶溏不爽,热蒸胜,酌减平胃、二陈用量,加生大黄、栀子。恢复期用逍遥散去薄荷,加茵陈、陈皮。肝阴不足,再加北沙参、麦冬、枸杞;脾气虚,再加党参或黄芪,或随症加香附、郁金以缓胁痛;肝肿大,胀痛显,多选三棱、莪术、桃仁、土鳖虫等化瘀。

(2)迁延性肝炎

门诊常见。多现右胁隐痛、倦怠乏力、脘痞纳呆、大便稀溏、舌偏红、苔白滑、脉弦等脾湿内困与肝阴不足之证候。自始至终用白术、茯苓、甘草、砂仁、茵陈等理脾顺气、清余邪。偏湿胜困脾,加苍术、藿香、厚朴、党参;偏肝阴不足,加枣皮、枸杞、菟丝子、五味子。

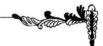

（3）急性单纯性阑尾炎

发病急，表现为右下腹局限性疼痛，中医统称肠痈。由饮食不节、寒温失调以及不明因素导致胃肠功能紊乱，湿热内生。其结果为气滞血瘀生火，久则化脓，病情不尽相同。共同治则为苦寒清热燥湿解毒，合活血化瘀。六腑以通为顺，一则调畅气机，顺应生理；二则泻积排毒，运行气血，升清降浊。泻法是通的重要手段，可用于胆囊炎、胰腺炎、肠梗阻、阑尾炎等急腹症。用黄芩、黄连清热燥湿解毒，桃仁、红花、三棱、莪术活血化瘀。再随证因势利导加味，治单纯性阑尾炎疗效可靠。

（4）菌痢、结肠溃疡、直肠溃疡

此三病均属中医学的痢疾范畴，前者名湿热痢，后者名休息痢。诸病位均在大肠。论病因，急性菌痢多为湿热或疫毒入侵，结肠、直肠溃疡因病久正虚，湿热留滞。论病机，菌痢是湿热疫毒致肠道气滞血瘀，脉络受伤，化生脓血。结肠、直肠溃疡一是脾阳不足，内生寒湿，凝滞气机；一是湿热为患，灼伤阴液。交互损伤肠络，寒湿胜则便泻稀溏，湿热胜则里急后重下脓血。寒中有热，热中有寒，但有偏胜，殊少独存。病损之域，阴阳气血维系失调。论辨证，菌痢有湿热、疫毒、寒湿、虚寒（后二证常为慢性）之别，结肠、直肠溃疡有热胜或寒胜之分。论治则，菌痢不离清热化湿、调气活血导滞；结肠、直肠溃疡多攻补兼施，寒温并举，通涩同用。

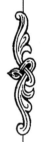

上述诸证临床常见。脉证有显有隐，病程有长有短，病情有轻有重有危。通常情况下，有病史、症状、舌脉作凭据。审证求因，病因是湿热。湿热多由感受时邪，饮食不洁，从外而入。脾胃不健，运化失职，又为内在因素。湿热

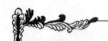

常犯中道，中道即以脾、胃、大小肠为核心，居腹腔中间的道路，旁连肝、胆等脏腑。因脾喜燥恶湿，胃喜润恶燥，同类相聚也。湿与热各有偏胜，有轻有重，实为病邪不同，侵犯病位亦不同。可在肝、在脾胃、在肠，见症各异。证有湿重热轻、热重湿轻、湿热并重或湿热俱轻等的共同规律。湿重热轻者不发热，或身热不扬，均有头重身困，口淡不渴，胸腹痞满，不欲食，便溏，苔厚滑腻，身目暗黄，脉濡缓等共同见证；热重湿轻（或湿热并重）有发热口干，心中懊恼，恶心呕吐，腹部胀满而痛，尿黄短，大便秘结，或下利赤白，身目鲜黄，苔黄腻，脉弦数等共同见证。共性是建立在个性基础上，必有个性的特征为依据。黄疸型肝炎，黄疸是特性；肠痈，右下腹痛是特征；菌痢，下利赤白、里急后重是特征；结肠、直肠溃疡，肠鸣便溏与腹痛后重下脓血交互发作、病久、时轻时重等为特征。论治是个性和共性、局部和整体并重。急时侧重个性、局部，贵在驱邪以救急。如黄疸，以退黄为主，重在清利肝胆，兼理脾胃，通二便；肠痈，以消痈为主，重在活血化瘀与苦寒清热燥湿同用，兼行气通便；菌痢以解除里急后重为主，重在除肠道湿热疫毒，兼调气活血导滞。异途同功，使湿热之邪分解于内，排出于外。缓时侧重共性、整体，意在扶正以驱邪。要扶正，当从脾胃着眼。脾胃居中焦，司运化，运化正常，则湿无内居之处而病自愈。下面举黄疸型迁延性肝炎及结肠、直肠溃疡等病之属湿热病因者为例，均因病程长而与脾胃关系切，借以说明"急则重个性、局部，缓则重共性、整体，从脾胃着手，扶正驱邪"。

《伤寒论》云："身黄如橘子色，小便不利，腹微满者，茵陈蒿汤主之。"茵陈蒿汤治阳黄可谓简、便、验，是治黄

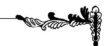

疸方药之鼻祖。选茵陈、柴胡、黄芩合平胃、二陈治黄疸型肝炎，热胜者加大黄、栀子，平陈诸药用量酌减，是从茵陈蒿汤脱胎而来，加入化湿醒脾清肝之药。疗病变之脏以扶正，是急则侧重个性、局部。以逍遥散为主加减化裁治恢复期肝炎，有养血调肝、化湿补脾之功，着重在调补兼肃余邪，是比较侧重共性。

脾胃为化生气血之源，后天之本。延年长寿，调补脏腑，滋补精气血，或疗久病之躯，或病后复元，都必须培补脾胃。迁延性肝炎始终用白术、茯苓、甘草、砂仁，专入脾胃，平补平泻，补不呆，泻而不伤。随证或加北沙参、麦冬、枸杞益肝阴，或加参芪补脾气。实践证明，补肝阴、补脾气均能缓解肝区痛，增进食欲和精神，恢复肝功。这又说明此病病程长，从脾胃着手能扶正除邪。

《伤寒论》云："蛔厥者，乌梅丸主之。"又主久痢。前人以"酸苦辛伏蛔，温脏止厥"、"久泻久利，正虚邪留，寒热错杂"来解释乌梅丸之理。证之实践，本方寒热并用，扶正除邪，对寒热错杂、正虚邪实之蛔厥、久痢确有疗效。余选方中干姜、细辛、黄连、黄柏、乌梅，加木香，或配肉豆蔻、诃子、罂粟壳、赤石脂等治休息痢。姜、辛温脾通阳，开凝滞，利血运；黄柏除热邪，固阴液；细辛、木香通之，乌梅、肉豆蔻塞之。此用法具有如下优点：不唯驱邪，又在扶正；不通则不塞，以通助塞；开泄邪热，无苦寒过度败胃之弊，熔温、清、通、塞四法于一炉，意取"动静相召，上下相临，阴阳相错，而变由生也"(《素问》)的奥义。亦非"寒者热之，热者寒之"的直观理论。应该补充说明的是：姜、辛、肉蔻、木香等温脾阳、开凝滞、利血运，有进一步理脾胜湿之功，仍是从脾胃着手。但因病机有别，而理脾胃

方药不同耳。

3. 辛温发表药的临床应用价值

慢性下肢肿疡，颈椎骨质增生，脱疽，风湿，牙龈急、慢性炎症，下颌关节炎，急性副鼻窦炎，急性虹膜睫状体炎等病，辨证用八纲，治疗均有辛温发表药组成在内，体现其中的理和法。

中医学辨证方法有多种，如八纲、脏腑、气血津液、六经、卫气营血、三焦等。这些辨证方法既有区别，又有联系，运用范围亦有不同。八纲辨证是对疾病部位、性质、正邪力量盛衰的高度概括，是各种辨证方法的总纲领。以上所述疾病无脏腑证候，不发热，故不用脏腑、六经等辨证方法。从患病区域看，均系体表的局部皮肉、经络、组织器官受损；从共有的临床症状看，都有不同程度的疼痛感；从病因看，有寒邪、火邪或寒热错杂；从病性看，有虚（气虚、血虚、阳虚）、实（实寒、实火、水肿、血瘀）两端，或虚实相兼。因此，对体外的局部病证用八纲辨证为宜。诸病证虽在体表经络，但与脏腑无不相关。

概括方药用法不外三大类：①辛温发表：选羌活、细辛、川芎、白芷；②苦寒咸寒降火：选黄芩、黄连、玄参；③温阳、益气、补血、行水、化瘀：选附片、黄芪、当归、白术、防己、桃仁、红花。

辛温发表药从里达外，多入阳经，走肌肤，能通经络、散凝滞、缓解疼痛，开泄郁火毒邪。对于可逆性凝滞导致血

瘀、水肿,火毒盘踞不化的慢性肿疡等,疗效可靠。文献记载九味羌活汤、川芎茶调散治外感头身痛、风湿性关节痛、肌肉扭伤肢体痛、情志因素引起的胁肋痛,及西医学的血管性头痛、脑血管意外的半身不遂麻痛和急、慢性肾病的腰背痛、妇科病的腰腹痛,均有不同程度的止痛作用。顺提一句,在旧中国,天花流行,常见腰部剧痛、皮疹欲透不透之逆证,在应用方剂中适宜选加此四味药,每奏透疹缓痛、转逆为顺之良效。

关于桂枝汤法,前贤见解甚多,有"彻上彻下,彻内彻外"之说。我取其温煦濡润之力,充分发挥营卫之功。一切外在内在病宜改善营卫机能者均之。如治痿证用之意在调补,治痹证、脱疽意在调护。因营卫相随,日夜环流全身不息。营者,滋养内外;卫者,固护机体也。羌、辛、芎、芷与桂枝汤相较,有开表发散和增进营卫调节之别。

黄芩、黄连、玄参三药都是降火解毒药,芩、连清热燥湿,玄参清热凉血。火邪夹温用芩、连,既治火又治湿;无湿邪者,芩、连、玄参同用可降火保津,相得益彰。从头到脚,从皮肤到脏腑,凡属火邪为患,如温热病高烧,肺热喘咳,肠热下利,胆热黄疸,疮痈火毒,牙龈肿痛,以及失眠、口疮、消渴等病症都可应用。实火证三药同用;虚火证酌情选用。

上述用药原则是根据理法而定,理法来源于辨证,辨证是调查分析病位、病性、病势,以及研究它们内在联系的结果。既要明辨,更要活用,重在有机选配。风药善行,加附片、黄芪、当归等药,意在以补助行;加黄芩、黄连、玄参,或桃仁、红花、防己等药,意在以攻助行,这是一个问题的两方面。千万不可见火治火,见痛止痛,犯虚虚实实之戒。

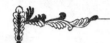

4. 谈"咳、喘、哮、水肿" 四症的治疗体会

咳、喘、哮、水肿四症临床上很常见，西医所称的急性支气管炎、慢性支气管炎、肺炎（不发热的）、肺气肿、肺心病、哮喘、心源性水肿、急性肾炎、慢性肾炎、肾病综合征等出现咳、喘、哮、水肿四症时，可参照论治。

咳喘，前贤认为病位在肺。咳以外感、内伤二类括之，喘以虚、实两证概之，可谓紧握枢要。外感咳嗽四季都有，邪从口或皮毛而入，有风寒、风热、秋燥三个证型，是新病，易治愈，也可不药而止；内伤咳嗽乃脏真被损，邪伏其内，每因寒冷季节或气候变迁之时引发，常呈脾湿、肝火、肺虚三个证型，是陈年旧疾，实难根治。实喘多因感受外邪，痰壅气逆，阻遏肺气而成；虚喘每因肺肾不足，或心阳耗伤所致。久咳必喘，喘重必咳。所以久病咳喘者因气虚卫护不强，易受外邪，从而诱发或加重咳喘，呈现外感内伤、寒热虚实兼杂的证候。

临证时务必明确两点：①辨内外：系新感偶发，或旧疾复发，或外邪引动痼疾。②定升降：肺主宣发肃降。宣发者，向上向外也；肃降者，向下向内也。治以升降，顺理成法，能收理肺之功。升则温寒散结通阳，有流通气血、增强升降出入的作用；降则顺气降逆，清火润燥，以及收敛肺气。所以，一可泻寒中伏热；二可引痰湿下行；三可制约升宣太过之弊。

升降之理，谈之易，行之难。仲景创制的麻黄汤充分体现了升降结合的原则。我在临床上常师承先贤法则，结合具体病情而用之。例如：①肺受风邪或温燥之邪，咳音亢燥，痰黏难出，胸满气急，剧咳难忍，用牛蒡子卒以开之，凉而润利以降之，或佐马勃清降轻宣，或加射干开痰结降肺火，或取知母润降，或增黄芩清降。②肺伏寒饮，痰多稀如水，形寒纳少。用干姜、细辛温开，半夏宣降，五味收降，射干降中有升，桂枝、芍药升且阖，苏子、白芥子、莱菔子下降，茯苓、车前仁、大腹皮引痰湿下行。③寒中伏火，即寒饮中伏热邪或燥邪。咳逆胸满，痰稀难出，或时稀时稠。选干姜、细辛温散寒邪，瓜蒌除热痰，沙参、紫菀、冬花清润止咳。④久咳不止者，于应用方中酌加粟壳、诃子收敛肺气，可缓解或终止咳嗽。⑤肺虚挟实，虚呈动则气累，神疲食少，肢末不暖，或足跗浮肿；实则气壅，痰鸣粘稠。以麻黄、附片、细辛、党参、黄芪助阳益气温开，半夏、茯苓、苏子、厚朴或葶苈子、薏苡仁、射干、瓜蒌、钟乳石化痰顺气降之。一般而论，升降配合得宜，升中有降，降中寓升，湿不嫌燥，润不滋腻，因势利导，谨守病机之法。不论咳、喘，或喘咳并见，或哮喘，治法类同。上述点滴之识，是我师承小青龙、小青龙加石膏、射干麻黄、麻附辛、苓甘五味姜辛、葶苈大枣、三拗、苏子降气、三子养亲、六君、芪附、清气化痰等方而来。但多以射干麻黄汤为骨干，咳而兼喘，麻黄、射干同用，寒饮则倚重姜、辛、五味，咯痰不畅则偏于紫菀、冬花。余如寒中伏火，饮中伏燥，虚实相兼，均从法悟出。

对于水肿，前贤朱丹溪将其分为阳水和阴水两大类。阳水先由外邪侵袭肺卫，肺失宣肃，不能通调水道，损及脾

肾，水运失常，泛滥而成。肺为标，脾为制，肾为本，三脏密切相关。故阳水系全身之疾，非一般之患。从虚实看，肺病代表实证，脾肾病代表气阳虚证。阳水在临床上以儿童、青壮年患者居多。每起于外感发热、咽痛、咳嗽等症之后。眼睑先肿，而后头面四肢肿，继而遍于全身，甚及胸腹。尿短赤，或兼表证，恰似急性肾炎。治宜宣通，或兼清，或兼补。注意卧床休息，忌盐。疗效满意，绝大多数能痊愈。

阴水或起于内伤，或发于久病。其病机有：①由阳水久延不愈而成，如慢性肾炎。②久患痰饮咳喘所致，多见于老年人，如肺心病。③素有心悸气促之疾演变而来，老、中、青均有，如心源性水肿。④气血不足，或虫积者，如钩虫病。临床常见面色少华，久病体弱，两下肢肿甚，小便短少，胸腹痞满，动则心悸、气促、咳喘等。阴水病机极其复杂，简而言之，由阳水或痰饮咳喘而成者，先病肺，后损及脾肾，又从脾肾反及于心肺；由心悸气促所致者，先由心及肺，再损及脾肾，又从脾肾反及于心肺；由气血不足或虫积而得者，中心在脾胃。阳虚或气血虚，或虫积是本，水湿是标。主以温补，或益气养血，或驱虫治其本，兼施通利治其标。余积数十年之经验，认为阴水难疗，多数仅能缓解病情，治愈者少。

不论阳水或阴水，在有外感时应先治外邪，可收到治外即所以治内的效果，外解则内安也。阳水见面色少华、食减腹胀、体倦等脾虚证的，乃中土运化不及，气血生化无权。宜补气化湿以行水，与阴水脾虚者论治略同。阴水而见腰痛膝软、怕冷脉沉，或动则气累，面黧黑或㿠白，属肾阳衰弱。当温补脾肾，助阳化气行水。阴水而见心悸气喘、肢冷、面青舌紫、脉沉细结代的，属心肾阳虚。心阳虚表现在

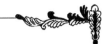

上焦的，着重治心，用桂枝甘草汤，桂枝汤去芍加附子；表现在全身的多着重治肾。肾阳虚衰的水肿病情严重，不独心、脾、肾之阳虚，肺气亦虚，肝之疏泄升发亦不足。肾含元阳，为诸脏阳气之本，温补肾阳能扶五脏六腑之气阳。心有病不专治心而治肾，其理就在此。

凡尿中检出蛋白一般标志肾有病变，这里暂借西医的术语来谈中医的道理。阳水之血尿、蛋白尿为湿热损伤肾络，营血随尿溢出之故。使用宣清方药，既消肿，又治血尿、蛋白尿。肿消后尿蛋白未尽的，尚余湿热风邪，肾阳不足，络脉失养，实而兼虚也。对此，不可操之过急，宜清余邪，稍佐养阴。阴水之蛋白尿为水湿困阳，脾虚气陷，肾不固摄，营气溢漏所致。治宜温补脾肾，有助阳利水、益气敛营之效。仅见蛋白尿而无水肿的，多属脾阳不升、肾气不固之虚证。治宜温养脾肾、固摄精气，缓缓图之。也有肺阴不足，热生于内，营卫失调的，视其主次，治宜养肺阴、清虚热、祛风邪，三法并举。

附：治水肿方药

①麻黄连翘防己方：麻黄 12g，连翘 15g，防己 12g，桑白皮 15g，黄芩 15g，知母 15g，赤芍 12g，大蓟 15g，茯苓皮 15g，槐米 15g。

功能宣肺降气，通调水道，活血凉血。主要用于阳水（急性肾炎水肿期）无脾湿脾虚证者；阴水（慢性肾炎、肺心病水肿）有外感者可选用。

②麻黄黄芪防己六君方：麻黄 10g，黄芪 30g，防己 12g，白术 12g，茯苓 15g，党参 15g，砂仁 10g，厚朴 15g，桂枝 10g，桑白皮 15g，连翘 15g，赤芍 12g。

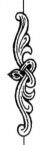

功能宣肺运脾，益气活血行水。主用于阳水；或脾湿脾气虚证；阴水（慢性肾炎、肺心病）脾湿脾气虚证可选用。有腹水者，加槟榔 12g、黑白牵牛末各 10g，分 2 次冲服。

③真武芪己五苓方：附片 15g，白芍 12g，白术 12g，茯苓 15g，生姜 15g，黄芪 40g，防己 12g，泽泻 12g，肉桂 6g，厚朴 15g，砂仁 10g，桃仁 10g。

功能温补脾肾之阳，活血行水。主用于阴水（慢性肾炎、肺心病、心源性水肿）心脾肾阳虚证。

④近贤姚正平经验方

肾炎尿毒证方：半夏 30g，生姜 15g，茯苓 15g，陈皮 10g，炒谷麦芽各 25g，伏龙肝 60g，煎汤约 150~200ml，每次服一小匙，每隔半小时服一次，频服。多用于止吐，改善消化，振奋精神，树立治病信心，从而具有缓解病情的作用。

慢性肾炎水肿有由于血浆蛋白过低，各种治法无效者，宜用童子鸡、鲜鲤鱼熬汤，每日各 2 次，每次 200ml，饭前服。

附：治蛋白尿方药

①旱芩槐蝉方：旱莲草 15g，生地 15g，天冬 15g，黄芩 12g，黄柏 6g，大蓟 15g，槐米 15g，荆芥 10g。

②芪术地故金樱方：黄芪 30g，白术 12g，熟地 15g，黑故纸 12g，枣皮 12g，山药 12g，党参 15，茯苓 12g，菟丝子 15g，金樱子 15g，莲须 10g。

功能补肾健脾，固摄精气。主要用于阴水消失后蛋白尿存在的脾肾气虚证。

③增液蓟赤蝉蚕荆芥方：生地 20g，玄参 20g，天冬、

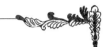

大蓟各 15g，赤芍、蝉蜕各 12g，僵蚕、荆芥各 10g。

功能益阴、清血、熄风。主要用于慢性肾炎水肿消失后，长期蛋白尿所形成的肺阴亏虚证。

5. 简谈"痛、泻、痞、胀"四症

胃肠道部分常见病（如十二指肠球部溃疡、胃窦炎、胃下垂、慢性腹泻、胆道蛔虫症、蛔虫性肠梗阻等病）的临床表现为痛、泻、痞、胀等四症，导致发生每一症的疾病有多种，每种疾病各有自己一定的病因、病位、病机；但各病所共同的见症，则仍有一部分内在的共性因素。根据临床经验，简谈各症的内在共性因素，结合不同的病因、病位、病机谈一谈辨证论治的点滴体会。

（1）痛

心下处痛名胃脘痛，胃脘以下、耻骨毛际以上部位痛名腹痛。腹内有肝、胆、脾、胃、小肠、大肠诸脏腑。

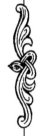

大凡有关脏腑内伤，或外邪侵袭，或虫积、食滞等所伤，或气血运行受阻，超过了机体的自身调节能力，便可导致不同部位、不同性质、不同程度、不同兼症的疼痛。"痛则不通，通则不痛"，高度阐明了产生疼痛的生理病理机制，指出了治疗疼痛的原则。胆附于肝，主疏泄条达；胃脾相表里，司纳谷运化，升清降浊，胃、小肠、大肠一气相通，管理受纳腐熟水谷、分清降浊、传导糟粕。气分痛多由于肝失柔顺，疏泄失调而气郁挛急；血分痛多属于脏腑经络受损，血瘀气滞。胃脘痛的内在共性因素始终与肝气失柔相关；腹

痛除与肝气失柔有关外，更和腑气不通密切相联。治疗疼痛要仔细地分析病因、病位、病机，结合内在共性因素，才能提出恰当的处理原则。从内科角度讲，以尽快地终止或缓解疼痛为首务，同时力图根治。古往今来，芍药甘草汤是止痛的名方，有效速径捷之功，常用于胃脘痛、腹痛、胁肋痛、四肢痛及妇科疼痛。《内经》称白芍"主邪气腹痛，除血痹，破坚积"。历代医家又称"白芍柔肝止痛"。甘草主疮疡肿毒，补中气。据报道，有人用芍药甘草汤加味缓解胆绞痛。我用芍药甘草汤合桂枝乌头汤加细辛等治愈三叉神经痛，不便尽举。足以说明芍药甘草汤"酸甘化阴，柔肝解挛止痛，除血痹"。经验告诉我，白芍宜用25~50g，甘草用10~15g较为适宜。白芍性偏寒，唯腹泻腹痛者不宜用重量，重则促进腹泻。无论胃痛或腹痛，属虚寒证者，用此方加黄芪、桂枝，或再加吴茱萸、红枣，可益气扶阳散寒；或合大建中汤、高良姜、荜茇等，可温中补虚散寒，其效均佳；属热证者，用此方加柴胡四逆散、金铃子散、左金丸，或失笑散，以疏肝清肝、理气活血消瘀，可缓和或消失症状。因虫积内聚形成绞痛者，重用芍、甘合大承气汤加花椒通便下虫；在胆道者，重用芍、甘，加花椒、半夏、枳壳、木香理气降逆驱虫。

（2）泻

指泻下稀便，次数增加。腹泻的病位在大、小肠，每因湿邪为患，"湿胜则濡泻"（《素问·阴阳应象大论》）。湿有内外之分，外湿或因饮食所伤，或因时气所犯，常有兼夹；内湿乃脾虚不运，多涉及脾肾。一般情况下，外湿暴病易治，内湿久病难疗。《医宗必读》提出淡渗、升提、清凉、疏利、甘缓、酸收、燥湿、温肾、固涩等九种治法。治疗慢

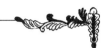

性腹泻（慢性肠炎、慢性痢疾、脂肪泻、小肠吸收不良、腹泻待诊）应抓住脾与湿这个内在的根本共性因素。仔细采集病史，谨慎分析病情，才能确立治疗方向。伴有腹痛或压痛者，多夹实邪，有寒湿、湿热、寒热虚实夹杂三大证。不伴腹痛或无压痛，或痛喜按者多系虚寒，有脾病、肝脾同病、脾肾同病、肝脾肾俱病四大证。止泻药不宜早用，不宜单用。有邪者以祛邪为主。久病之邪多寒热夹杂，主温以除寒，辅清以除热，邪去则正自安。脾虚不宜专补、呆补，应兼调气机，升清降浊，随证抑肝固肾。治疗滑泻不禁也应通涩并用，以通助涩。对虚寒性的慢性腹泻，习用理中汤和四神丸，多能奏效。理中者，调整中焦之阳；四神者，大补下焦元阳，旺火、强土、制水以止泻。加入轻量白芍柔肝，或加麻黄、细辛，或加羌活、防风，或加粉葛、升麻以升举下陷之气，加罂粟壳收涩，加黄连清余热。个人体会，白芍协麻、辛等药，一可升举下陷之气，二可通机窍，加强理中、四神之功，促进和完善粟壳之涩，初具纵横深广用药之义。

（3）痞

《伤寒论》云："但满而不痛者此为痞……宜半夏泻心汤。"《金匮》云："呕而肠鸣，心下痞者，半夏泻心汤主之。"此为脾胃损伤、寒热互结、虚实夹杂之证，亦即痞证之内在共性因素。临床症见患者自诉心口积胀，食欲减退，食后不适，或呕或噫气，或腹胀肠鸣便溏。按触胃脘部无明显压痛，有局限性板实感，半夏泻心汤既用姜、夏、辛散寒化湿，又用芩、连苦寒泻热，为辛开苦降，寒温互用，阴阳并调之法，达到恢复中焦升降、消除痞满之目的。更佐人参、甘草、大枣，补益脾胃，助其健运之功。余又体会姜、夏、芩、连同用，无苦寒败胃之弊，具以温助清、以升助降之

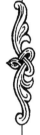

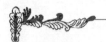

功。用半夏泻心汤治两例老人痞证兼多年高血压，药后痞证大减，血压降至正常。思其理，高血压为肝阳亢，痞为脾胃虚，方中芩、连虽可清肝降压，更使全方具有分解寒热、以温助清、以升助降、枢转气机、恢复清升浊降的效应。否则何能两症俱验？此中真理耐人深思。

（4）胀

可由气、水、血、癥瘕、内脏下垂、身体虚弱、精神刺激等因素引起，本节所谈腹胀之内在共性因素是气。气善行，故能流窜于胸、背、胁肋及腰腹之间。气非有形之邪，故聚散无常。临床见证大体有气逆、气滞、气虚、气陷。前两者属实证，后两者属虚证。逆者降之，滞者行之，虚者补之，陷者举之。胃肠之气以下行为顺；下行不利，可上逆于肺，因肺与大肠相表里。肺主一身之气，司宣肃之职。气逆腹胀，用杏仁、苏子肃降肺气，兼通大便。用厚朴、枳壳、槟榔、大黄等降气通便，用羌活、防风等风药发表，以宣助降，以升助降。宣上、宽中、通下三法合用，是治气逆腹胀的常法之一。胃、肾、子宫等内脏下垂都从中气不足、气虚下陷论治。常选补中益气汤，重用黄芪。其中胃、子宫下垂加枳壳 15~30g，以行腹中之气；肾下垂加小茴、北细辛、当归、杜仲、续断等理腰脊之气。补气、升陷、行气三位一体，补以助行与升之力，行与升以完补之用，相得益彰也。

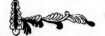

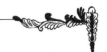

6. 简述妇科病的治疗体会

经云："女子二七天癸至，任脉通，太冲脉盛，月事以时下，故有子……七七任脉虚，太冲脉衰少，天癸竭，地道不通，故形坏而无子也。"这是讨论月经的最早基础理论。天癸来源于先天，充养在后天，藏于肾，靠肾的精气化生。天癸是产生月经的内在动力因素，月经是天癸的外在体现之一。冲为血海，任主胞胎，只有任通冲盛，月经才能按期从胞宫来潮。十四岁初潮，四十九岁绝经，言其一般，可前可后。女子以血为主。因肝藏血，主疏泄，脾统血，脾胃运化水谷精微，为气血生化之源，冲任脉隶于肝肾。所以，月经的产生以肾气为主导，月经的调节以肝、脾两脏及冲、任二脉为枢纽。一旦因内伤，或因外感，致使肝脾肾损伤，冲任脉不畅通，气血失调，就会产生月经病或带下病。

个人所见，月经病以崩证、痛经、闭经等三者居多；带下病以白带兼痛经、白带兼赤漏常见。鉴别诸症的要点是：大量出血曰崩，多见于经绝期的妇女，常无腹痛、包块、白带等症；经期疼痛难忍曰痛经，多见于婚前女子，原发者少，继发者多，或不腹胀，或腰痛，经量正常，多无白带，腹部无明显压痛；月经曾来而又中断3个月以上曰闭经，多见于未婚女青年，常无明显自觉症状。长期白带不止，经期又疼痛，曰白带兼痛经；白赤相杂，淋漓不止，曰白带兼赤漏。前症轻，后症重。多见于中年经产妇，每起于产后，因外邪乘虚侵袭冲任而成。常有少腹痛，或小腹内生症积，拒

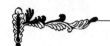

按等症。

　　崩是大出血，漏是经血淋漓不断，常可交替出现，故崩漏并称。崩与漏既有相同之处，又有相异之点。从发病年龄看，崩多见于绝经期的妇女，漏多见于中年经产妇；从病性看，崩必见气虚，甚至阳虚，漏少见气虚，常见虚实相兼，且随体质和病程而有不同的虚实情况；从治疗看，即使是同一病人，彼时为气虚血崩，用益气止血剂治疗；此时为漏下，无气虚证，就不宜用益气止血剂了。"血为气之母"，因为大出血，直接迅速地损伤了心脾之气，使心主血脉、脾统血之功能不全。"气为血之帅"，气虚不摄，血更离经而出，呈现面白神疲、心悸气短的气虚证；或四肢不温、脉沉细弱的阳虚证。此刻应当补气止血，或固阳同时并用，急救之，谨防心肾阳微虚脱，常用理中汤（用黑姜）加黄芪或附片益气阳，佐熟地或阿胶滋阴血，合乌贼骨、茜草、艾叶、地榆、石榴皮止血消瘀。血止后，用胶艾四物汤补血调经，加白术、砂仁和脾胃，加槐米、丹参、天冬清肝和营；临下次经期时，加肉苁蓉、补骨脂、续断或参、芪固肾益脾。治崩宜甘温辛热、补气扶阳的刚药，又要少佐滋养的柔药，补气少佐行气，止血少佐消瘀。血止则气阳渐复，转入澄源固本。补血调经从肝、脾、肾三脏及冲、任二脉着手，经期前应加固肾或益气之药，以防再次出血。必须遵守补气止血，补血调经，补中寓行，刚中寓柔，温中寓清，涩中寓通的治疗总则。

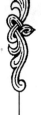

　　痛经患者经期多延长，经色多紫黯，疼痛一日到数日不等，偶有休克而住院救治者。临床观察，外有过食生冷、冒雨涉水、坐卧湿地诸因；内有情志紧张或天癸不充之原。内外相互作用，导致冲任失调、脉络拘急而形成气滞血瘀的痛

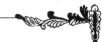

经。患者多系未婚女青年，身体强健，故痛后如常，不似积劳损伤的经期腹痛难以恢复。经前六七日服药四五剂，用当归四逆汤加吴茱萸、白芍（宜重用）温经通络，或加失笑散活血，或加香附、台乌理气，或加巴戟天、淫羊藿、胡芦巴、花椒通阳起痹，每获良效。

在"文化大革命"期间，不少下乡插队落户的女知识青年因劳动条件、生活环境、精神因素的影响，产生了继发性闭经。为时不长，一般在3个月到半年左右。多无自觉症状，面色、舌质、脉象正常，仅少数腰骶部时有冷痛，或失眠，或面色少华。均用四物汤加鸡血藤、红花、桃仁、怀牛膝治之。腰骶冷痛加桂枝、细辛、巴戟天、淫羊藿、小茴香温阳除寒，气虚加黄芪。因病情较单纯，故疗效满意，鲜有不愈者。

长期白带，时多时少，经期又疼痛，属肝脾不和、湿热下注的轻证，较易治；白赤相混，以白带为主，淋漓而下，时腹隐痛，持续多月，系身体衰弱，小腹内有癥结，肝肾阴亏，脾气不足，气滞血瘀，湿热郁蒸，虚实错杂的重证，较难疗。用《金匮》当归芍药散治之，要重用芍药。对轻证，或加羌活、白芷散寒除湿；或加黄柏、秦皮清除湿热；或加肉桂、黄芪温阳益气，不难控制症状，也可治愈。对重证，常加肉苁蓉、龟板胶、续断补益肝肾；或同煎六味地黄丸滋水涵木；或加五灵脂、蒲黄、延胡索、金铃子、茺蔚子消瘀止痛；或加乌贼骨、金樱子、地榆、仙鹤草、茜草收敛止带。根据病情，有时侧重治赤漏腹痛，有时侧重治白带腹痛，多用扶正除邪法。益肝肾兼顾脾气，涩漏下兼通瘀滞，滋养顾碍湿，除湿虑伤阴。缓治缓调，能改善症状。对胞宫虚寒而少腹冷痛、白带清稀之证，常选黄芪、附片、紫石

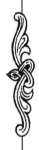

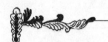

英、白芍、丹皮、生地、龟板胶、补骨脂、续断等刚柔相济的药物。

7. 用经方治疗疑难重症

（1）桂麻各半汤治痛痹

龚某，男，70岁。右上肢疼痛，伴麻木半个月。半个月前伏案工作时，突觉右上肢疼痛，活动不便。自以为旧疾"漏肩风"复发，未予重视。岂知1周后疼痛阵发性加剧，胳臂及手指有麻木感如触电样，持物则痛不可忍。日夜不能上床平卧入睡，仅能背靠竹椅悬肘而假眠。服用蠲痹汤数剂，无效。又因复感风邪，全身啬啬恶寒，低热、无汗，舌淡红，苔薄白，脉浮缓。病初曾摄片示：第4、5、6颈椎轻度骨质增生。证属风邪束表，寒滞经脉。治宜疏风散寒，温通经络。药用：桂枝、白芍、秦艽、黄芩、知母、连翘、生姜、大枣各15g，麻黄8g，杏仁、关白附（自拟）各12g，甘草10g。2剂。服药后不但表证除，而且右上肢疼痛麻木明显减轻。上方不变，又连服6剂而愈。

按：桂麻各半汤，仲景本为太阳病日久不愈，邪少热微之证而设。用来解表，故不与方义相悖，奇在加入关白附、秦艽后，不期彻底治愈痛痹重症。

（2）桂枝加麻辛附汤治癃闭

妇人胎前产后癃闭均由膀胱受胎气所压、气化无力而致，治当温阳化气、益气举胎，膀胱气化复常，则溺自出。

曾治米某，妊娠6个月，始因小便不畅，渐至点滴不

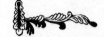

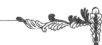

通，下腹胀满，窘迫难忍。靠导尿度日，已惧导尿灼痛之苦，故请余诊治。审其身材瘦长，脉症均显气阳不足，先用补中益气汤、春泽汤，无效。再三思之，此乃阳虚气化无力行水之故也。治宜益气温阳、化气行水。药用：桂枝、附子（先煎）、麦冬、知母、生姜、大枣、甘草各15g，麻黄10g，细辛8g，黄芪50g，白芍30g。服药2剂痊愈，并足月顺产一男婴。翌年，妊娠6个月，又发生癃闭，仍用上方治愈。

又治石某，女，23岁，因产后小腹胀急，小便不通3天。患者由于产程过长，胞胎下坠压迫膀胱，产时又流血过多而耗气伤阴，产后发生癃闭，下腹胀急难忍，导尿已2日，导出尿量不多，仍然尿意急迫，尿道灼痛。病者形体一般，时汗出，舌质淡，脉细而数。此属胞胎压迫膀胱，气化无力，产后又气阴两伤而致尿闭。治宜益气养阴、温阳化气。药用：桂枝12g，白芍30g，生姜、大枣、附子（先煎）、天冬、知母各15g，细辛8g，麻黄、甘草各10g，黄芪50g，2剂。嘱其一日分4次服，并安慰病者解除紧张情绪。2剂药后小便通畅如常而病安。

按：桂枝加麻辛附汤，本出自《金匮要略·水气病脉证并治》，治水饮结于胃脘，阳虚不能化阴，寒邪阻碍气机，三焦气化失职，水气互结不利。龚师将上方灵活变通，随症加减，成为他治疗本病的验方之一。方中桂枝、附子相伍，温肾通阳，温化三焦气机；重用白芍、甘草缓急止痛；麦冬、知母养阴清热，防止桂附温热之性；麻黄、细辛与大剂黄芪相伍，上能宣肺气，通调水道，中能益气举陷，下能助膀胱化气行水；甘草、大枣补中以运其气。俾上下之气交通，"大气一转，其结乃散"，则小便自通。

（3）乌梅丸治溃疡性结肠炎

李某，男，35岁，腹胀纳差，腹痛后重，下利黏液便5年余。症见形体消瘦，面色少华，大便不规则，时硬结难解，时便溏不爽，或黏液便，腹痛后重，腹胀肠鸣，嗳气，咽哽，失眠。经某医院直肠镜检，诊断为溃疡性结肠炎。为此而忧心忡忡，顾虑良多。舌质淡，苔白而腻，脉细而弱。证属脾虚湿滞，正虚邪留。治当温中健脾，佐以清热燥湿。药用：乌梅、枳壳各15g，黄柏、干姜、桔梗、甘草各10g，黄连6g，细辛5g，白芍20g，槟榔、木香各12g，党参25g。服药30余剂后，诸症悉平。为了巩固疗效，病者要求改用丸药，诸药为末，加蜜为丸，每日3次，每次1丸。1剂丸药服尽，复查直肠镜检示：溃疡愈合，未见异常，诸症悉除而病愈。

按：《伤寒论》云："蛔厥者，乌梅丸主之。又主久痢。"古人以"酸苦辛伏蛔温脏止厥"、"久泻久利，正虚邪留，寒热错杂"来释乌梅丸之理。证之临床，本方寒热并用，扶正除邪，对寒热错杂、正虚邪实之蛔厥、久痢等确有良效。方中姜、辛温脾通阳，开凝滞，助运化；黄柏除热邪，固阴液；细辛、木香之通，乌梅、肉豆蔻之塞，不唯驱邪，又在扶正，不通则不塞，以通助塞；开泻邪热，无苦寒过度败胃之弊，熔温、清、通、塞于一炉；干姜、细辛、肉豆蔻、木香等温脾阳、开凝滞、利血运，共奏理脾胜湿之功。

（4）当归四逆汤治脱疽

谭某，女，46岁。足趾阵发性疼痛麻木、行走困难2个月余，某医院诊断为"闭塞性脉管炎"，服四妙勇安汤加味1个月，无效。又去渝某院，主张截肢；某研究所则认为不能排除痉挛性脉管炎，建议中医治疗，故求医于余。查双

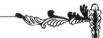

足趾触之冰冷，肤色苍白，趾端瘀紫，脚背动脉未明显扪及，患处麻木疼痛，舌淡苔白，脉沉细。证属阳虚寒凝，经脉瘀阻。治当温经散寒，益气活血，通络逐瘀。拟用当归四逆汤加味。药用：当归、桂枝、附片（先煎）、木通、桃仁、大枣、羌活、地龙各15g，赤芍、土鳖虫各20g，黄芪80g，细辛、红花、甘草各10g，路路通30g。守方随症加减，历经1年余，服药300余剂，并坚持自我功能锻炼，精神转佳，体力恢复正常，诸症悉除，终告病愈。随访未见复发。

按：当归四逆汤为仲景用于血虚寒厥证之方，"手足厥寒，脉细欲绝者，当归四逆汤主之。"本案用之，方证合拍。加入桃仁、红花、地龙、土鳖虫，重用黄芪，以助益气活血、化瘀通脉之力，有改善全身机能、促进血液循环之效。药证相印，疗效显著，脱疽乃愈。

（5）小承气汤治食积发热

陈某，男，3岁，反复发热1周，体温波动在37.5℃~38.9℃之间，初以为感冒，多处寻医，打针输液3~4天，发热不减，时高时低。近2天午后热盛，体温39.2℃，遂来就诊。细询其母，言患儿1周前曾过食汤圆，而后起病。身热面赤，气促，时时哭闹，纳少神疲，手足心热，大便已3日未解，矢气极臭，小便短赤，舌质红、苔黄腻，指纹青紫而沉。证属食伤脾胃，饮食积滞，食积发热。治当通腑泻热。药用：酒大黄5g，厚朴8g，枳实6g，山楂15g，连翘18g，甘草3g。2剂药后泻下稀便数次，热势渐退，体温降至正常，腹胀消失，已思饮食，但口干欲饮，舌红少津，指纹青紫。上方去酒大黄，加白术、谷麦芽和胃理脾，以善其后。

按：食积发热，儿科常见。因六腑以通为贵，以通为

顺，不通则痛，其患病之因为饮食不节，郁积发热，治以小承气汤加山楂泻热通便，后用谷麦芽消积导滞，因势利导，通腑泻积滞，积滞去则病自愈。

（6）乌头桂枝汤治三叉神经痛

高某，男，61岁。半年前，患者突感右侧面颊部肌肉阵发性针刺样疼痛，持续数分钟而自行缓解，日发2~3次，未治疗，旬日后自愈。今年4月又作，日发4~5次，痛如针刺，吃饭、喝水、说话均可致疼痛加重，致涕泪交流，心慌汗出难支，遇冷风易诱发。经当地治疗，其效不显。某医院神经内科、五官科、口腔科等会诊，诊断为"三叉神经痛"，予以扑炎痛、苯妥英钠治疗10余天，疼痛大减。试减药量即加剧，故请余诊治。观其面晦少荣，舌淡苔白润，脉紧而弦。证属风寒外束，寒邪阻滞。治宜温经散寒，解肌通阳。药用：制川乌、知母、川芎、僵蚕、生姜、羌活、甘草各15g，白芍30g，北细辛10g，白术、白附子各12g，桂枝15g，蜂蜜60g。先煮制川乌，蜂蜜2小时后下，再入诸药同煎半小时，温服，日3次。3剂药后诸症悉减，即逐渐减少西药量，1周后停用西药。守方随症加减，继服20余剂，诸症悉除，痛去病安。随访，未见复发。

按：三叉神经痛属中医"头痛"、"牙痛"之范畴，以阵发性短暂剧痛为特征。"头为诸阳之会"，三阳经循行于头面，故以头面部位疼痛为主症。本案证属风寒外束，寒滞经脉，不通则痛。龚老巧用乌头、桂枝激发，出奇制胜。乌头温经散寒镇痛力著。再入羌活、北细辛、川芎、白附子、僵蚕增强通络止痛、祛风散寒之功；桂枝调和营卫，重用白芍、甘草、蜂蜜等润液柔肝缓急之品与乌头相伍，方证合拍，共奏温经散寒、解肌通阳、通痹止痛之功，其痛乃愈。

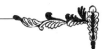

8. 龚老临床用药思路

（1）专病专药，直达病所

先生认为，辨证治疗要"伏其所主"，辨病治疗当用"专方专药"。如先生常用芩连增液汤加连翘30g、蚤休15g、蒲公英30g、野菊花30g、鱼腥草30g治疗风温病、非典型性肺炎、病毒性感冒等，疗效甚佳。因为，风温病气分证的高热即是火，火必伤津耗液，且多迅速。从治则角度讲，关键在于泻火解毒保津，尤其泻火解毒是关键中之关键。因为热是由毒而生的。一般而言，不论病位在手太阴肺经，或在手、足阳明大肠经、胃经，都应采用宣肺降气、辛寒清气、泻火解毒、通里攻下、祛痰止咳等法综合治疗风温病的气分证。因为风温病的病变中心是肺，而不是胃与肠，进入气分证后，不可能只有单纯的阳明经证或腑证出现而无肺经病证。基于这个见解，在西医学所称的大叶性肺炎、非典型性肺炎、病毒性感冒等风温病的治疗中，先生特别强调要专病专药，最常用黄芩、黄连、银花、连翘、赤芍、玄参、丹皮、知母、麻黄、石膏、杏仁、甘草、天冬、麦冬、生地、川贝母、葶苈子诸药配方组合，至少可以完全组合出清凉宣泄、清心泻火的清心汤等经方；还与清营汤、化斑汤、清胃汤以及当今广泛应用的银翘麻杏石甘汤、芩连麻杏石甘汤等时方紧密相关。因为以黄芩、黄连为代表的苦寒燥湿、降火解毒药，以及以银花、连翘为代表的清热解药，既能清热降火，更能解毒治本；以麦冬、天冬、玄参、生地为代表的甘

寒、咸寒养阴药，既能滋肺阴、生胃津、润肾液，又能凉血解毒。先生指出："对风温病气分证的治疗，医者不能坐待火势燎原才临渴掘井，必须早用重用清热解毒类药物，配合适当的养阴药，才能伏其所主。"同时也要使用麻杏石甘汤、白虎汤这类泻热平喘剂，才是"辨证论治"精神的全面体现。如能做到这一点，对一般风温气分证的治疗效果是好的，是可以肯定的。

先生又主张知常达变，随证加减，或用麻杏石甘汤、蒿芩清胆汤、凉膈散、银翘散配合组方。临床上不管是运用单方还是复方，不管是经方还是时方，都要熟悉掌握每一方或每一药的功效和运用范畴，这样才能有的放矢，发挥处方的良好作用，方能更好地切中病因病机，消除临床症状，提高疗效，才能达到方证合拍之效应。如治疗热利下重的白头翁汤，由白头翁、黄柏、黄连、秦皮组成。据历代诸家本草记载，均有清热解毒止痢之功效。现代药理研究证实，该方对各种痢疾杆菌都有不同程度的抑制或杀灭作用，用白头翁汤加木香、厚朴治之，疗效卓著。又如麻杏石甘汤是一首治疗肺热咳喘的主方，但是常用此方治疗肺热咳喘，不如加入清热解毒的银花、连翘，或清热燥湿的黄芩、黄连，分别组成银翘麻杏石甘汤及芩连麻杏石甘汤，这是龚师最常用来治疗肺热喘咳的有效验方之一。不但提高了疗效，而且缩短了病程，更能切中肺热咳喘的病因病机。

先生治疗湿热内郁的急性肝炎拟用茵陈蒿汤加郁金、虎杖、丹参、山楂，或用平胃散加砂仁以芳香醒脾、和胃化湿、清热燥湿，其效卓著。

【案例】向某，女，28岁，1989年5月26日初诊。面目俱黄，倦怠乏力，腹胀纳差，伴恶心呕吐5天，查肝功能

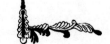

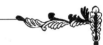

异常，西医诊断为"急性病毒性肝炎"。经用西药及输液，其效不显。食即恶心呕吐，大便燥结，故求治于师。观其舌苔黄腻，脉濡数。证属湿热郁蒸。治宜清热利湿退黄，和胃化湿。药用：茵陈40g，栀子15g，酒大黄8g，虎杖30g，郁金15g，板蓝根20g，苍术30g，厚朴15g，法夏15g，砂仁10g（后下），山楂30g，谷麦芽各30g。2剂药后黄疸渐退，诸症减轻，大便已通。上方去酒大黄、法半夏，加藿香15g，连服半个月后，诸症消失而愈，肝功能恢复正常。

（2）寒温并用，阴阳相济

先生认为，疾病无绝对表里寒热虚实之分。表证与表、里证与里，既有区别又有联系。表里是指相对的部位，表证和里证是指特定的脉证。表证及里，里证及表，是人体病理反应的结果，那种认为"表证就在表，里证就在里"的看法是欠妥的。如先生用《此事难知》的九味羌活汤去苍术、防风、川芎，加石膏、玄参、知母、麦冬治疗牙龈炎；加苍耳子、辛夷、菊花、蚤休治疗鼻窦炎，就是表里寒热同时用药。羌活、细辛、防风、白芷、川芎辛温发散走表，以改善肌表经脉气血运行，增强抗病能力和镇痛作用；生地、玄参、麦冬、黄芩、黄连、甘草之苦寒、甘寒、咸寒共奏清热养阴、降火增液之功，以收寒温并用、阴阳相济、相得益彰之效。用治牙周炎、鼻窦炎，治之无不效验。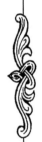

上方加龙胆草、青葙子各15g，治一中年女性蔡某，经西医诊断为"虹膜睫状体炎"，疗效甚佳；上方加入桃仁、红花、黄柏、黄芪、防己治疗慢性下肢肿痛亦收到满意疗效。

【案例】熊某，男，47岁，1985年9月4日初诊。左小腿皮肤暗红肿胀，渗出淡黄色液体四月余。半年前因意外事

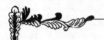
故脚部感染，左小腿皮肤呈大片鲜红色斑块，界线清楚，伴发热恶寒，某医院诊断为"丹毒"，用青霉素等西药治疗后热退，红斑缩小，颜色变浅。又2个月之后，再见左小腿红肿灼热，并向四周扩散，局部皮肤溃破，有少许淡黄色液体渗出，又经某医院皮肤科反复诊治不愈而请龚老诊治。诊见面少荣色，精神抑郁，左小腿前、外侧肌肤肿胀，触之板硬，灼热压痛，时有少许淡黄色液体渗出，舌淡、苔薄白，脉缓。证属湿热稽留，热邪郁蒸，肌肤失荣。治当益气发表，清热解毒，活血化瘀。药用：羌活12g，北细辛6g，白芷15g，黄芪30g，黄柏15g，黄连8g，桃仁15g，红花10g，赤芍15g，玄参15g，紫草10g。上方随症加减，连服30余剂而愈。随访，未见复发。

（3）证病结合，创制新方

先生不但敏于探索新方，而且将理论与实践相联系，辨证论治与专方专药相结合，创制了许多疗效卓著的专病专方。如对于蛔虫性肠梗阻、胆道蛔虫症、肠痈等病，常在西医外科配合下，采用非手术疗法，用中医药观察治疗，收到了较好效果。先生根据蛔虫的生活习性和本病的临床表现及发病机理，创制了有效的治蛔虫Ⅰ号和Ⅱ号经验方。Ⅰ号方习用大承气汤（大黄18g，芒硝15g，枳实15g，厚朴15g）加花椒12g、白芍30g、乌梅15g、甘草10g。一般服2剂即病愈，药后2小时即矢气便通，泻下蛔虫，腹痛消失而病安。先生用大承气汤意在攻下，花椒、乌梅驱蛔止痛，重用芍药、甘草解痉宽肠，缓急止痛，故获效甚速。Ⅱ号方用白芍30g、甘草10g、枳壳20g、木香15g、法夏15g、连壳使君子20g、花椒10g、川楝子12g（或用鲜苦楝根白皮）。方中白芍、甘草柔肝缓急止痛，枳壳、木香理气止痛和中，法

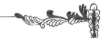

夏降逆止呕,使君子花椒、川楝子安蛔驱虫,用带壳使君子,可免此药导致呃逆之副作用。患者服药后腹痛渐减,阵痛间歇时间延长,少数病例当时痛除,多数3~6天痛止病愈。

先生又强调以"六腑以通为用"、不通则痛、通则顺的理论来指导临床用药。先生认为之所以发生肠痈,主要是肠道传导失常,导致气血瘀阻、热毒内结、化腐成脓而致。倡用通下化瘀法治疗肠痈,创制了阑尾清解化瘀汤。方由黄连10g、黄芩30g、红藤30g、桃仁15g、红花10g、三棱15g、莪术15g、大黄15g组成。桃仁、红花活血化瘀,促进血脉畅通;三棱、莪术化积滞而软坚结。共奏清热解毒、化瘀软坚之功。验之临床,疗效卓著。

【案例】王某,男,18岁,1991年5月14日初诊。患者于昨日突感脐周疼痛阵作,夜间渐至右下腹疼痛不移。查体温38℃;血常规;白细胞$15.8 \times 10^9/L$,中性粒细胞82%,淋巴细胞18%;右下腹呈现持续性疼痛,麦氏点有明显压痛及反跳痛,腰大肌闭孔试验阳性,结合病史与体征检查,西医诊断为"急性单纯性阑尾炎",建议住院手术治疗。因患者不愿手术,转请中医治疗。诊见患者急性腹痛面容,伴恶寒发热,恶心呕吐,口干舌红,苔黄腻,脉滑数,大便燥结。病为肠痈,肠道郁滞,热毒内结。治宜清热解毒,通腑泻热,化瘀软坚。药用:黄芩30g,黄连10g,红藤30g,桃仁15g,红花10g,三棱15g,大黄15g,法夏15g,柴胡20g,赤芍15g,蚤休15g,蒲公英30g,服药3剂后腑气通,大便畅,疼痛减,热退呕止。上方去法夏、柴胡,加紫花地丁30g,又进3剂,诸症悉除,血常规复查已正常。唯时感腹胀,纳差,上方去大黄,加厚朴、苍术、山楂、苡仁调理

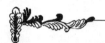
脾胃，以善其后。随访，未见复发。

（4）巧用引药，善用药对

业师认为，一首疗效显著的方剂固然与选用的主、辅药的正确与否有关，但与引经药应用恰当与否也不无关系，甚而有时可起到举足轻重的作用。诚如尤在泾《医学读书记》云："兵无向导则不达贼境，药无引则不通病所"。如此看来，引药之妙，非此一端。

先生对引经佐使药的应用有寓巧于法之妙，除传统固有的作用外，还寓以新意。如用以防微杜渐，控制或截断疾病的自然发展趋势。在选用引经佐使药时，也力求先与主、辅药有"同气相求"的特征。认为肺为清虚之脏，非轻不举，微辛则降，辛凉则平。风热咳嗽方中选加桑叶15g、桔梗15g、枇杷叶15g，肺热咳喘者选加地龙12g、瓜蒌15g、鱼腥草30g、蒲公英30g、芦根50g、黄芩30g；急性病毒性肝炎，选加虎杖20g、郁金15g、茵陈30g；慢性肝炎选加丹参20g、三七15g、赤芍15g、黄芪30g以益气活血化瘀，促进肝功能的恢复；病毒性感冒选加蚤休15g、大青叶15g、板蓝根15g、野菊花30g；鼻渊选加羌活15g、桔梗15g以载药上行，直达病所；肝胃不和、肝气郁结加入柴胡15g、枳壳15g以调升降，加入苏梗15g、藿香15g、川芎15g、佛手15g、香附15g、青皮10g、陈皮10g、橘络15g以疏肝和胃、行气通络。又如先生在选取引经药时力求升降结合，上下相通，内外相应，上病下行，下病上达，深思妙用，统筹兼顾。常在治疗高血压病时选用黄芩25g、丹参20g、牛膝15g、夏枯草30g、羌活15g、川芎15g、土鳖虫25g、全蝎10g、地龙15g、水蛭10g、蜈蚣2条以通络搜风、化瘀止痛、扩张血管、畅通血脉；治疗癃闭时加入桔梗15g以载药上

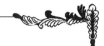

行，助肺气宣降、通调水道之能，常收事半功倍之效。

业师非常重视药对的配伍使用，以阴阳、表里、寒热、虚实为纲。常用药对配伍原则有三：一是相反相成，切中病机。如气与血，寒与热，补与泻，升与降，收与散，通与塞，苦与辛等相结合的组方形式。气血兼顾者如熟地与党参，一阴一阳，一气一形，八珍汤益气补血。寒温并用者如黄连伍吴萸，左金丸平肝制吐酸；黄连与干姜，泻心汤除胸中痞结，辛通苦降，安和中宫，使之受纳有序，输运有权；黄连与肉桂，交泰丸治心肾不交。一寒一温，一心一肾，寒温并施，阴阳相济。白术与枳实，枳术丸补消结合以健脾消痞；黄芪与防风，玉屏风散补散结合，治体虚感冒；白芍与柴胡，四逆散和肝泻热；鳖甲伍青蒿，青蒿鳖甲汤补清结合，治骨蒸潮热；枸杞与菊花，杞菊地黄丸滋肾养肝明目；柴胡与前胡，败毒散升降结合，疏邪止咳；桔梗与枳壳，杏苏散调畅气机，宣肺止咳；半夏与黄连，泻心汤辛开苦降，止呕吐；乌梅伍生地，连梅汤酸甘化阴、生津泄热；当归伍白芍，动静相须的四物汤，养血和血。

二是相辅相成，相得益彰。如化湿结合理气，发汗结合通阳，上下结合，表里结合，内外结合的配伍形式。如苍术与厚朴，平胃散燥湿健胃；杏仁与贝母，桑杏汤顺气化痰；知母与贝母，二贝散清化热痰；枳实与竹茹，温胆汤和胃止呕；木香与槟榔，木香槟榔丸行气导滞；人参与蛤蚧，人参蛤蚧散补肾纳气；黄芪与防己，黄芪防己汤益气行水；人参与附子，参附汤温补元气；麻黄伍石膏，麻杏石甘汤辛凉泻热、清肺平喘；黄柏与知母，知柏地黄汤清下焦湿热；羌活配黄芩，九味羌活汤发汗祛湿，解表清里，内外结合，表里双解。

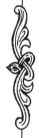

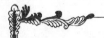

三是相须为用，同气相求。用性质和功效类似的两种药物，互相兼顾，紧密结合的配伍形式。常用党参与黄芪健脾益气；沙参与麦冬润肺生津；山药与扁豆健脾止泻；柏子仁与枣仁养心安神；杜仲与续断补肾强腰；麻仁伍瓜蒌仁润肠通便；金樱子伍芡实固精；升麻与柴胡同用升提气机；旋覆花同代赭石同用降气；当归与川芎同用活血祛瘀；桃仁与红花同用有助破瘀之力；昆布与海藻同用能消痰核；三棱与莪术同用能消癥瘕痞块；乳香与没药同用理气散瘀止痛；银花与连翘清热解毒；黄芩与黄连泻心解毒；羌活与独活治风湿疼痛；青皮与陈皮同用疏达肝胃气机；苏、藿梗同用理脾胃之气；天冬与麦冬润养肺肾；芦根与茅根清肺胃之热；砂仁与蔻仁芳香健脾；神曲与山楂消谷肉积食，加麦芽同用，保和丸功能消积导滞。临床组方需结合病情，随症配伍，灵活变通，才能收到事半功倍、相得益彰之效。

（5）重视单方，善用验方

业师遵循仲景"勤求古训，博采众方"之旨，拜师访友，不耻下问，取其众长。先生常说："良师益友，师也；书本，师也；病人，师也。"名医拜病人为师，这种治学精神是难能可贵的。先生一生忙于诊务，工作学习无片刻偷闲。常采撷民间单方、验方，验之临床每获殊效。1966年，先生在开县铁桥区巡回医疗时，深入民间收集验方，一当地干部因急性腹痛欲跳楼，医疗队外科会诊为蛔虫性肠梗阻，但无条件做手术，送县医院又太远，颇难处理，乃商业师诊治。先生急用菜油150g、花椒8g，花椒置油中加温至沸，离火去椒，待油凉一次顿服。如法用之，在2小时后矢气，大便通，蛔虫下，痛若失。此验方简单有效，名曰"花椒油"。此方在巡回医疗期间又治愈几例儿童蛔虫性肠梗阻，

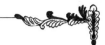

其效显著。

先生善用验方，积累了丰富的经验。如半边莲治疗鼓胀病，曾治患儿熊某，男，9岁，1991年8月8日初诊，心慌，气喘，腹大4个月，四处寻医，未见好转，专程到地区医院检查，经X线拍片、B超、心电图等检查，确诊为心脏病，稍动就感心慌，气喘，两脚浮肿，纳差便溏，小便极少，不能平卧，精神困倦，不能独自站立，面容憔悴，口唇青紫，上肢干瘦，腹部胀大，青筋微露，下肢水肿，按之没指，舌质嫩红略紫，苔白灰，脉沉无力。证属心脾两虚，水血瘀阻。治当益气利水，活血化瘀。药用：红参10g，黄芪30g，白术12g，苍术15g，厚朴10g，半边莲30g，防己10g，赤芍15g，红花10g，生山楂30g。经过1个多月的治疗，诸症消失，饮食行动如前。又以半边莲为主治愈李某肝硬化腹水。半边莲，俗名腹水草，利导作用显著持久，民间用来治疗鼓胀病，屡见疗效。

（6）重视情志，神药并调

业师常告诫我们："治疗固然方药非常重要，但心理治疗也不可忽视。"俗话说得好，"七分治疗，三分保养"。不言而喻，说明了重视调节情志因素与方药证治的重要性。中医经典著作中早就提出，人的健康是由躯体和精神两部分组成的。《素问》的首篇就开宗明义地说清楚了要"形与神俱"，才算得上真正健康的人。我们知道，人的七情六欲既是人的本能活动，更是神的重要部分。当人的欲望（生理或心理）得到满足时，或得不到满足时，或遭到严重挫折的时候，内心都会产生种种复杂的情感体验，这就是我们常常说的情志。一方面躯体自觉症状丰富多彩，内可及五脏六腑，外可达皮肉筋骨；另一方面，病人的内心体验异常痛苦，难

以自控，四处寻医，这类情志为患的病证，内心体验是本，是根，躯体症状是标，是象。究其原因，一是与先天禀赋有关，二是与家庭社会因素有关，三是与躯体疾病有关。虽然如此，在现代医学检查仪器的帮助下，是可以鉴别的。但是，要谨慎行事，力避误诊、漏诊。诊断一明，特别是家庭社会因素引起的情志病，应进行辨证论治，使用必要的方药，以期消除或缓解躯体的自觉症状。重要的是进行适当的、合理的心理治疗，帮助病人了解躯体疾病的根本性质、发展演变规律及其预后，使之正确地认识和对待疾病。与此同时，要充分理解和同情病人，主动关心、体贴、安慰病者，增强治病的信心。两种治疗相辅相成，缺一不可。心理治疗得当，既能收到难以估量的效应，又能强化药物的药理作用。如果把这种方法叫作"神药两调"，又未尝不可。因为人是万物之灵，龚老说："要想当一名比较成功的医师，就必须注意探索病人的心灵，与其说病人前来治病，不如说病人前来是为了得到理解和同情。"

可以预测，在当前，尤其是今后，随着商品经济的不断发展，生活节奏的不断加快，人际关系的日趋紧张，因情志活动引起的病症将会增多。所以探讨情志因素和方药证治的关系以及"神药并调"的治疗就尤为重要。今记龚师之原医案于后，以说明之。

1966年夏，我在开县巡回医疗。一日，我同几位医师下乡诊病，突闻怪叫声，循声望去，见一老大娘立于人丛，张口鸣叫，时如鸡鸣，时如羊啼，我急向村民询其故。知大娘家中屡遭不幸，常垂泪承睫，终致精神恍惚，日夜鸡叫已2年。余请村民扶持大娘近前与同行西医师商诊。病者除言语行动有失理智，别无他症。饮食正常，脉象不虚。诊毕，同

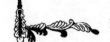

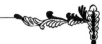

行西医师悄声对我说："此乃癔病，你可予暗示疗法试试。"
并指着我大声对病者讲："这位是我院名老中医，有秘方能
治此病。"此时，我只得正颜向病人暗示："秘方治愈此病甚
多，这里无这种药，之后我打电话告诉我院即送药来。"遂
约病人1周后到铁桥诊所取药。1周后，病人由家属陪伴来
铁桥诊所，余给六味地黄丸9粒。嘱每次1粒，1日3次，
以小麦30g、大枣30g、甘草10g煎水饮丸。3天后病人和家
属再来时，喜形于色，家属高兴地对我说："丸药真灵，服
1天就不怪叫，仅时有张大其口而不出声，爱打呵欠。"余
仍予六味地黄丸，但倍其量。并向病人强调每次服2丸，1
日3次，必增效1倍，诸症必除。嘱仍以甘麦大枣汤原方送
服丸药。服后病人张口、呵欠日减，半月后诸症尽失。

又治赵某，男，35岁，农民，家住开县铁桥区街道。余
至病家，时值炎夏，患者却是紧闭门窗，身覆棉被，面色白
如书生，形体壮实。自称："身体衰弱无力，怕见太阳，亦
怕吹风。"其妻从旁插言："一年多关门闭户，不下床，不出
房，天天吃药都无效。"询悉病人能吃，能喝，能睡，二便
正常，脉平。乃癔病也。于是我向患者暗示："我有秘方能
治此病，但必须从服药之日起起床开窗，逐渐出门活动，否
则药物停蓄有中毒的危险，能合作就用药，不合作不敢用
药。"病人全神盯着我满头白发，信无戏语，表示愿一切照
办。我仍以小麦30g、大枣30g、甘草10g煎水吞服六味地
黄丸。经2个月治疗，其病得愈。

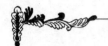

9. 射干麻黄汤加减治疗哮喘

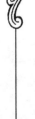

哮喘发病多在秋冬或春季，门诊所见大都属于实证。本病病因为宿痰内伏于肺，常因感受外邪、伤于情志及饮食、劳倦等诱发，发则痰升气阻，肺气逆乱，表现为呼吸迫促，喉间痰鸣，或伴轻度咳嗽。其见证虽有偏寒偏热，余皆用射干麻黄汤加减治疗，效果尚属满意。

射干麻黄汤出自《金匮·咳嗽上气病篇》，主治"咳而上气，喉中水鸣声"。"喉中水鸣声"即形容哮喘发作时痰鸣气阻之状。射干麻黄汤功能温肺祛寒、豁痰利窍，前人多认为专主寒性哮喘。但临床所见成年人哮喘之明显属寒或属热者鲜见，多表现寒热相兼，甚至孰寒孰热难以划清，个人经验认为只分辨其寒热主次，治寒勿遗热，治热勿遗寒，选用射干、麻黄、款冬花、紫菀、半夏，再加苏子、黄芩、白芍、瓜蒌皮，共9味组成基础方。其中射干、麻黄均重用，等量，共为君药，因射干苦寒，主"利咽喉、下结气"，麻黄辛温，能散寒平喘，二味相合作为方名，是寒热并用之义；少用白芍监制麻黄发汗，紫菀、款冬花微辛微温而润，既疏且润，利于祛痰平喘咳，苏子、黄芩降气清热，瓜蒌皮、半夏宽胸除痰。临证运用时，视其偏热偏寒而加减。

偏于寒者，老年人居多，症见形寒恶风，面色晦滞，舌润苔滑，脉象浮紧，咳痰清稀量较多，于方中加入北细辛、生姜（或干姜）、五味子，或加制南星片，以增强温化寒饮之力；老人脉沉肢寒加附片；若不胜麻黄表散者可改桂枝，

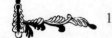

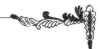

加杏、朴，或另吞沉香末。

偏于热者，小儿多见，常兼咳逆身热，痰鸣喉中，苔多黏涎，或白或黄，脉浮数。于主方中再加连翘、知母、桑白皮，甚则加石膏、黄连或胆南星等。

朱丹溪曾指出，本病"未发以扶正气为主，既发以攻邪气为急"。以上所举方药仅于发作时运用，对肺内伏痰确有畅流之功。若经常复发者，一俟哮喘渐平，即当调理脾肾，以制其生痰之源。若见张口抬肩，口唇紫绀，烦躁，发作持续不止者，则上述方药难奏功效。

10.验方"旱莲槐蓟合剂"的临床应用

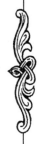

此方始于 1951 年治疗急性风疹块，后广泛用于阴虚血热的多种疾病，颇收良效。

1953 年，我在本市第一联合诊所工作，当年油菜开花时，不少人患急性风疹块，周身皮肤泛发斑丘疹，颜色鲜红明亮，皮肤剧烈瘙痒。经数小时隐没，少顷复起，一日数次。部分病人伴清涕，目赤，或眼胞、口唇、生殖器等处水肿。个别兼见瘀斑，腹痛，吐泻。初按肌肤风热或胃肠湿热处理，效果较差。余从患者的"瘀斑"得到启示，改用养阴凉血、清热熄风为法。选用如下药物：旱莲草、生地、天冬、槐米、大蓟、地榆、茜草、黄芩、栀子、蝉蜕。名曰"旱莲槐蓟合剂"。发热者加知母；腹痛者加木香、川连；呕吐者加鲜芦根、竹茹；目赤者加草决明；鼻阻者加苍耳子。患者服用此方 2~3 日即愈。同单位中医同志均乐于采用，

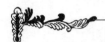

经治病人颇多，均获良效。

此后，以此方治急性肾炎蛋白血尿，急性肾盂肾炎蛋白血尿，初期高血压，药物性皮炎，接触性皮炎，湿疹，以及肝脏病见出血倾向等病，辨证属于阴虚血热者，都收到较好疗效。

11. 忆李重人自疗腰痛低热之经验

李重人同志为全国知名中医药专家，医道医德为本市人共仰，而尤博学多才，事母至孝，待友以诚。解放后，思想进步快，为党的中医事业奋斗竭尽全力。但不幸在 1969 年被"四人帮"迫害逝世。1980 年，北京中医学院已为之昭雪追悼。但每当怀念故人，仍不胜感慨系之。

1950 年，重人和我首创本市第一联合诊所，朝夕相处，情同手足，质疑问难，使我受益良多。某年李突患腰痛发热，病势较重，腰持续疼痛不可转侧，发热清晨低午后高，不思食，微呕，大小便正常。腰部肌肉外观形色无改变，有压痛，腹部未扪及包块，诊所查尿有少许红白血球，血象白血球偏高，当时与我商诊（回忆有王渭川同志会诊），协商用小柴胡汤合三妙散加活血通络之品，有小效。后由市人民医院朱姓西医诊为"肾周围脓肿"，每日注射青霉素，继续服中药（未住院）历兼旬，热略减，仍低烧，腰痛亦仅略减，仍持续钝痛。仍见形体消瘦，神疲乏力，食少，气短，或虚汗，李自用补中益气汤加桂枝、白芍、附片、知母、细辛等，商于我，我认为药证相符，既有甘温除虚热，又有

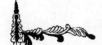

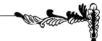

桂、芍、术、附疗腰痛，而细辛助术、附通痹，知母协甘温解热，均为妙用，服近月痊愈。

12. 浅说温病气分证治

本组所述的疾病有风温、暑湿疫毒、湿温、风热暑湿合邪等病，其中包括了大叶性肺炎、非典型性肺炎、钩端螺旋体病、疑诊伤寒、沙门菌属感染、胃肠型感冒、病毒性上感、高热待诊等，均以发热范畴论治，余五十余年来治疗此类疾病，病例数颇多。

古今学者讨论温病的病因大致分成两大派。一派主张"六淫"学说，一派主张"疠气"学说，迄至现今，持"六淫"病因学观点的仍居主导地位，因为它是"辨证求因，审因论治"的基石。持"疠气"病因学见解的虽有特异性致病因素的可贵倾向，尚不能全面指导临床。目前，又有"温热病毒"和"湿热病毒"的概念。温病具有从外感受邪气，性属温热，易化燥伤阴，致病迅速，传变快，不同程度的传染性，季节性等特点。又视夹湿与否而分成温热和湿热两大类。辨证论治大法必宗叶氏的卫气营血论和吴氏的三焦论。此处所谈，仅系个人临床累见的气分证。

温病医家将四时不同的温病根据其个性和共性归纳为温热和湿热两大类，起到了执简驭繁、同病异治、异病同治的规范作用。风温、暑温属温热类；暑湿、湿温属湿热类。两类均可出现气分证。要严格掌握辨证要点，壮热，不恶寒，口渴，苔黄，脉滑数或洪大，是温热的气分证；身热不畅，

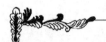

脘痞苔腻，脉濡缓，是湿热的气分证。

风温四季皆发，多见于冬春。个人所见，青少年患者居多。这可能与青少年正处生长发育时期，机体之阳气盛有关。口鼻是肺的天然门户，肺合皮毛，故温病大师叶天士说："温邪上受，首先犯肺。"温邪主要从口鼻或皮毛侵入人体，病位中心在肺。所以，风温的气分证多见咳嗽、气喘、胸痛等症，亦有咳嗽轻、咽峡嫩红者。因而我体会，"首先犯肺"对于风温更为吻合。又由于肺与大肠相表里，肺、胃、肠三者一气相通，常呈典型或不典型的阳明经证或腑证。从病机角度看，前人的"温病化火伤阴最速"之说，虽是对整个温病过程而言，但重点在气分。从治则方药角度讲，关键在于降火解毒保津。临床一般根据病位、病性、轻重缓急，采用宣降肺气、祛痰止咳、辛寒清气、苦寒泻火、通里攻下等法，治"顺传"之证，均多良效。至于"逆传心包"的营血证，不予赘述。

暑温发于炎夏之时。起病即见高热面赤、心烦口渴、气粗多汗、脉洪大等气分证，而无卫分过程，故有"暑热发自阳明"之说。暑性极烈，易耗气伤津，每成化火伤液或气津两伤之证。治当清解阳明，或加西洋参，或加参叶，以达祛暑泻热、降火保津益气的目的。因夏令暑气既盛而湿气也重，常成暑温夹湿，单纯的暑温较少见。

湿温病常见于夏秋雨湿季节，或在阴雨多，或居处潮湿，或脾胃不健等条件下也能发生，而不必具明显的季节性。患者多系青壮年，这似与自恃体格强壮而不慎摄身有关。前人对于湿温之发病与病位，多谓脾胃内湿素盛，客邪再至，内外相引，故病湿热。邪虽弥漫三焦，而病变中心在脾胃。湿为阴邪，其性重浊腻滞；热为阳邪，易化燥伤

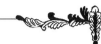

液。两邪相合，湿郁热蒸，胶着难解。脾胃属土，同居中焦，为升清降浊、运化水湿的枢纽。土失健运，偏于阳，病在胃，则热重于湿；偏于阴，病在脾，则湿重于热。湿遏全身气机，阻碍升降。所以气分证多见身重肢倦、脘痞泛恶、腹满便溏、溲短赤、舌苔厚腻等脾胃三焦郁滞现象。由于湿与热两邪郁蒸，每呈高热、面垢神烦、大便胶溏黄褐、气臭不爽、口苦、苔黄腻等热重于湿或湿热并重之证。也有湿胜于热的，见低热，形寒体倦，大便溏薄不爽，或四末时而欠温，苔白滑厚等。对于热胜于湿或湿热并重者，则应侧重清热保津，以孤湿邪之势。与此同时，必配芳香淡渗之品，疏气化湿，以达热除湿化的目的；湿胜于热者，着重通阳、醒气、化湿，以孤热邪之势。开泄郁阻则热邪易清，选达原饮逐秽、开结、醒气、通阳诸药，佐透络化热之品，则气开结散，湿化热除。

"温为阳邪，化火伤阴最速。"对"阳邪"二字，可这样理解：一是指特异性的致病源和因素，二是导致化火伤阴的直接根源。因此，治疗温热类病的气分证，不论病位在手太阴肺，在阳明胃肠，关键在于降火保津。在此基础上，还应选用针对性较强的药物控制病因，方能全面体现"辨证论治"与"伏其所主"的精神。前人以栀子、淡豆豉、瓜蒌皮轻清宣气，白虎汤大清气分热邪，三黄苦寒解毒降火。但气分证的热毒壅结所致内脏局部红肿之处，又往往非耳目所能及。医者不能坐待火势燎原才临渴掘井，而应早选芩连之品以降火解毒；或合知母、甘草，或合天冬、玄参保津生液。高热者重用生石膏，随证配伍宣肺、降气、化痰、通便、清营，或疏风透表、祛暑透表等外透内清法，颇能执简驭繁，疗效较高较速。个人不少经验证明：白虎加芩连，其效更

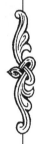

彰；芩、连、甘草合用，味仅微苦，及时应用，不但不败胃，反而健胃；黄芩、甘草共施，性更甘和，甘苦化阴，各种外感内伤的发热证均可加入组方，有益无损。

叶氏说："渗湿于热下，不与热相搏，热必孤矣。"说明了治疗湿热病重在分解湿热。如何分解呢？强调了在上焦宜开肺气、在中焦崇刚土、在下焦开沟渠三法。治温热病的气分证不离苦寒以清热，苦辛芳淡以化湿。一般而论，清热较易，化湿较难。化湿的根本手段在于调整脾胃，恢复升降机能，疏畅全身气机，增强抗病能力，导湿利尿。待上焦得宣降，中焦得枢转，下焦得通利，则不发汗而汗出热退。热胜于湿或湿热两盛者，选黄芩、黄连、生石膏、知母等药降火保津；配藿香、菖蒲芳香开上，半夏、厚朴温化宽中，滑石、芦根凉淡渗下。湿胜于热者，选草果、槟榔、厚朴、菖蒲、半夏、茯苓、苍术等药逐秽、崇刚土、通阳；配青蒿、黄芩、知母等药透络解热。

13. 忆与雪峰师的两次会面

第一次会面是在 1926 年，当时我才 19 岁，报名参加武汉举行的中医特别考试，那次考试辖区包括武昌、汉口、汉阳三地，考生共约 1000 余人，被录取者不到 300 人，我因考试成绩被列入前七名，当时冉师是评审委员会负责人之一，曾亲自召见我，并指出我有三个特点：其一是人年轻，还不到 20 岁，来日方长，前途未可限量；其二是做事认真，从考试三天的卷子上没有一个墨团或涂改便可以看出来；其

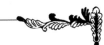

三是有实事求是的精神，以知之为知之，以不知为不知，这是因为有一道考题是"中医理论讲肾主水，而现代西医则认为肾主泌尿，你对此有何看法？"我的回答是在阐述了肾主水的原理之后，又直接表明：西医的观点与中医不同，但我现在更重要的是学好中医。冉师对此表示赞赏，并给予勉励。冉师曾受聘于武昌医馆，任馆长。1911年参加武昌起义，后因反对袁世凯入狱。1918年武昌鼠疫流行，研制太素清燥救肺汤、急救通窍活血汤，活人无数。凭冉师当时声望，能如此屈尊关怀后学，令人终身不忘。

第二次会面是在1937年，当时抗日战争已经开始，在冉师的倡导和组织下，武汉成立了湖北省中医药界战地后方服务团，同时还创办了一个中医救护训练班，一个中药制药厂，一个战地后方医院，这几个单位都隶属于战地后方服务团。经费一概由中医药界人士捐助，冉师倾囊拿出自己的多年积蓄，出钱最多。除此之外，还在武汉辖区内设立了约10个中医诊疗所，我在其中的一个门诊工作，服务对象均为难民，不收任何费用，主要施以中成药，大受欢迎。当时西医很少，重危病人需送后方医院治疗，医院聘有西医，从业者发给工资，而中医都是义务服务。冉师亲自在救护训练班任主讲，战地救护知识则请西医上课，训练班一共办了两期，每期召收100多人，学生一律为青年人，不收学费，每天晚上学习4个小时，学期为23个月。我为第一期学生，毕业时经过考试合格，并发给毕业证书。

冉师于1937年下半年来万县，开始暂住天主教的真原堂（地点在原鞍子坝），并对外应诊，分文不收，对贫苦者还要倒给药钱，就诊者门庭若市。1938年冬季，万县遭受日寇飞机轰炸，死伤甚众。为了安全，冉师便迁居董家岩，

住刘某家中，平时以著书为主。大约在 1940~1941 年，再回到市区内，先住关门石（现卫校对面），后又迁至电报路挂牌应诊，收取诊费比一般医生高一倍，贫困者免费。冉师在万县的几年间，我经常拜访，亲聆冉师教诲，每次谈话都很融洽，受益良多。有一次冉师患发热，也请我诊脉，共同斟酌处方。在万县期间，冉师曾倡办中医学校，教师均已定好，后因事未果。1945 年抗战结束，冉师再回武汉，当年寿诞时，在武汉的学生们共同敬送了一面寿幛，冉师特别嘱咐要将我的名字补上，自此被正式列入门墙，至今我尚保存有当年来信。

内战爆发后，冉师再上重庆，住国民路，私人开业，平时著书。建国初期，重庆中医进修学校成立，任校长，从事青年中医的培训提高工作，直到 1955 年调赴北京。冉师在抗战期间仍勤于笔耕，著述颇多，写成《大同生理学》《大同药物学》《大同方剂学》《大同内科学》（未完稿），还有伤寒之论注，早年就出版过关于霍乱、痧症、鼠疫、猩红热等的小册子。张山雷写过《中风》一书，特片求意见，冉师曾详细批注或更正。他自己也写了《中医临证效方选注》。

冉师奉调入京时，由重庆乘船顺江而下，因考虑到轮船过万县时不停靠，无法会面，故修书一封。该信全文如下：

"去非老弟大鉴：我奉调入京到中医研究院工作，惜乎年事已高，今年已逾七十六，耳已半聋，但改进中医，发挥古代文化遗产，素具此志，天既留我多活几年，赶上这个机会，当尽其所知所学，贡献民众以为涓滴一环之补且，一息尚存，此志不懈。方学书稿一部及伤寒底稿一册（阅之可以了解全书大概）邮寄奉赠。不是外人，故聊以献曝，恐轮过万邑时不停歇，未能睹面，故从邮寄。匆此并问近好。

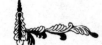

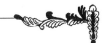

万县诸同道，统此问候。未另。冉雪峰敬礼。1955 年 11 月
30 日。"

冉师到北京后，历任中国中医研究院学术委员会主任，
多次为国家领导人和外国元首治病，直到 1963 年去世。

14. 忆雪峰师论治痿证（截瘫）

业师冉雪峰先生学识渊博，医德崇高，诲人不倦，著述
颇多，桃李满全国，早为医林所敬仰。抗日战争时期，先生
与我先后由武汉来万县市。我乃得读先生多种著作，沐先生
多方教诲。八阅春秋，春风惠雨恩深，故志之。

1934 年春，余初开业于汉口市。族弟龚家足患截瘫，
自长沙归，抵汉直到我诊所，由人力车夫背负入室，视其上
半身活动正常，双下肢感觉及运动均完全丧失，小腿肌肉俨
然枯瘦如柴，无关节变形，亦无疼痛，饮食二便正常。云：
"曾住长沙湘雅医院治疗 4 个月，无明确诊断，亦无效，只
好回家乡"。言时声泪俱下，神色惨淡。因其全身营养状况
较差，病情较重，自己殊少经验，请业师（我的叔父）及当
地老中医齐尧臣先生会诊，均诊为虚寒痿证，处黄芪桂枝
五物汤原方：黄芪、桂枝、白芍各 12g，生姜 24g，红枣 8
枚。处方毕，余意认为病重药轻，难于奏效，复拜谒冉雪峰
先生请教（余素仰慕先生，此时尚未列入门墙）。雪师对诊
断无异议，亦同意用此方，但云芪桂五物汤《金匮》治血痹
重症之"身体不仁，如风痹状"，后四字是说明有风痹疼痛
的症状，故应倍用生姜辛散，以通阳散寒，益气行痹，驱邪

外出。今患者无疼痛，唯不仁不用，无邪可驱，不宜侧重辛散，应侧重温养卫气元气，寓通于补，遂将原方黄芪用量增至45g，桂、姜、芍均12g，红枣10枚，再加当归2g，酒蒸怀牛膝10g、木瓜10g。并一再叮嘱应使病人树立信心，守方久服，3个月后定见转机。因病程尚不过久，患者又为未婚青年，饮食正常，估计终必治愈，只须注意营养、保暖。遂一一照办。家足回黄陂县家乡，执此方每日1剂，坚持约半年，痊愈。今尚在武汉中药材公司工作。

此例治验迄今已50年，常忆及雪师教诲犹若历历在目。

痿为内科重证，早在《内经》有"五脏使人痿"之说，但偏于强调"肺热叶焦，发为痿"。至张景岳始明确提出"元气败伤者亦有之"。因"元气败伤则精虚不能灌溉，血虚不能营养"。雪师盖据此而立"温养卫气元气"的治则欤？抓住"无疼痛，但不仁不用"这一辨证关键，不主张予原方辛散驱邪，只改变其用量，酌加养血活络之品，将辛散之方一变而为温养。又根据病程不太久，病人年青，饮食好，而许以"终必治愈"。其临床之思路与方法足资启发后人多矣。

15. 忆雪峰师治麻疹逆证

1945年春，我的两个小孩同时患麻疹。起初出疹顺利，现疹的第三天病情突变，壮热，剧咳气喘，鼻煽肩摇，鼻衄咯血，烦躁便结，鼻干唇焦，舌绛而干，脉洪数。邻居一小孩亦同时患麻疹，病前即腹泻，出疹仅一天即回收，亦咳喘鼻煽，且腹泻水样便，一日数次，头胸灼热，四肢末端冰

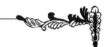

凉，面灰露睛，唇紫，舌质青滑。

雪峰师诊后曰"皆逆证也。"指着我的小孩说："二位令郎是肺胃热炽阴伤，共处方一张，增液白虎救阴沃焚为主，兼以化痰肃肺。"处方：生石膏、知母、甘草、鲜生地、玄参、天冬、连翘、黄芩、天竺黄、葶苈子、藏红花。余问："可用黄连、熟大黄否？"师曰："少量用不算错。然阴伤较重，不宜过用苦燥。且疹点出方三日，不宜复用苦寒阻遏正气向外斡旋之机。便结，增液足矣。"

又指邻居小孩曰："脾肾阳气已虚，麻毒内陷。治当温中发表，兼化痰肃肺。"余问："肢厥身热，是否热深厥深？"师曰："不然。病前即泻，舌质青滑，此属元气内虚，不能托邪外出。如不发热，则阳气竭矣。"处方：附片、砂仁、参须、甘草、麻黄、连翘、天竺黄、藏红花。

方毕，雪峰师说："估计二令郎服药3~4剂当愈。邻居病孩肢转温，疹点现，去附片，余药不改。热高加粉葛、花粉。花粉、葛根且治泻。"三个病孩均如师言相继病愈。师四川口音，声洪亮，至今仿佛言犹在耳。旧中国麻疹每年大流行，中医药治疗有其优势。余谨遵师训亦多获效。

16. 谈感冒的护理与治疗

感冒病名始见于《仁斋直指方·诸风》，记载"参苏饮治感冒风邪"，虽属小病，由于容易流行蔓延，为害颇大。身体健康者患之易愈，但可能屡次复感，影响生产和健康。加上许多常见续发病，可能迁延成慢性难治。如续发鼻窦、

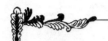

咽喉、中耳、气管等部位的疾患；先为急性，后转慢性，或影响肌肉关节经络而为风温痹痛，或影响肾之主水功能而为尿赤浮肿，均可延成慢性，甚至危害生命。对于体弱而有各种旧病者，则常引起旧病并发，或至于危殆。即专以感冒言之，余常见感冒调治不善，延续半月左右，又见一例感冒经过 50 天。因此决不能轻视感冒。余常听人说："中医会治感冒"，或说"中药对病毒有效验"，余认为关键在于辨证正确，因势利导。余今所谈，仅为对该病的护理及常见证型的治疗，虽无高论，但确实用。

（1）护理

普通感冒的发生多由睡眠不足、胃肠不好、精神疲倦等内在因素，造成"外邪乘虚入侵"而发病。反之，在精神充沛、营卫调和的情况下，可以不发病，即使病亦轻微。与前人"邪之所凑，其气必虚"的论断是完全符合的。因此患感冒之后，就必须适当护理，注意休息。例如感冒初起，不断流清涕打喷嚏，周身酸疼乏力，如能即时睡入热被盖内，避免直接吹风，喝些热水，让身体暖和，则流清涕喷嚏即刻停止。继续安静入睡香，一觉醒来即精神充沛，常能不药而愈。重者或已发热，应加服汤药，亦应如上护理，汤药热服，则药效佳良。此前人所谓"温覆微汗，驱邪外出"。反之，只服药而不注意护理，病可能继续发展。

（2）常见证型及治疗

①风寒型：头痛，恶寒，全身酸痛乏力，鼻流清涕打喷嚏，或者无头痛恶寒，但鼻流清涕不止。病机为风寒束表，余均习用羌活、防风、川芎、白芷四味药辛温发表，宣通卫气以祛邪。

如上述症状加高烧，病机为风寒外束，郁热在里，无论

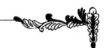

口渴或不渴，则于上述四味中加入清热保津之品，如连翘、黄芩、黄连、知母、甘草，以透表清里。如上述症兼咽峡红肿疼痛，再加射干、玄参清咽。咳加牛蒡子、射干。兼脘闷、恶心不思食，加藿香、半夏。四季均可用此法治疗。

②半表半里型：发热午后升高，伴胃肠症状，如苔白厚、脘痞、呕恶、腹胀、大便稀等。病机为邪正相争于半表半里，但重点在胃肠。余习用柴胡、青蒿、半夏、黄芩、知母、苍术、厚朴、茯苓、神曲。若见苔黄干、唇燥、口渴、神烦、大便数日不解、尿浑浊而短赤，则病机为邪从热化伤津，用药则又宜青蒿、黄芩、知母、瓜蒌仁、半夏、黄连、枳壳、大黄、生石膏。

附案二则：

吴某，男，59 岁，港务局职工，1980 年 10 月 28 日初诊。

患者从 9 月 5 日起病，门诊诊断为感冒。打针、服药、输液历 50 天不愈。白天低烧，夜间体温 38℃，余用上述半表半里之第一方，3 剂病如失。

吴平安，男，6 岁，1982 年 6 月 1 日初诊。

患者持续高烧 1 周。医院诊断为上感。轻度咳，不喘，不出汗，不食，5 日未大便，前几日每天吐几次，现在不吐，查唇朱而燥，困倦，有时烦躁不安，咽红，苔黄少津，中露朱点，胃脘及脐周压之有不适表情。诊为胃肠里热伤津，表气外闭，先予输液（西医合作），处半表半里第二方加薄荷。药后 6 小时便通，随即微汗热退。翌晨，小儿随家长走到门诊，告之病已愈。

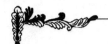

17. 治疗钩端螺旋体病的回忆

1966年夏秋，余在开县铁桥区巡回医疗，当时当地发现散在性钩端螺旋体病，病者多为壮年男性农民，多在发病后3日左右就医。部分病者要求中药治疗，拒绝注射青霉素。余共治20余例。临床表现为大多数高烧不恶寒，全身肌肉疼痛，尤以腓肠肌为甚，手不可近，目赤，咳嗽，少数咳血痰，呕恶厌食，小便浑黄，苔多黄腻，脉数有力，有的腹股沟淋巴结肿大压痛。少部分患者呈中等热或低热、黄疸、肝大、皮肤有散在瘀斑，余症多同上述。

上述两类患者均神识清楚，无大量出血，全身情况较好。

（1）高热期辨证论治

根据高热身、痛不恶寒，咳逆、呕恶、厌食、苔黄腻，发病流行于夏秋之间，证属暑湿疫毒内侵脾胃，外袭经络，肺失清肃，湿从热化。治以清热解毒保津，佐以清热利湿、芳香化浊。

方药：连翘、黄芩、黄连、生石膏、知母、甘草、桑白皮、天冬、茵陈、防己、藿香、鲜苇茎，咯血加大青叶。

（2）黄疸期辨证论治

暑湿郁蒸肝胆，损伤营络。治以清热解毒保津、利胆、清营血。

方药：上方去石膏，加重茵陈用量，又加郁金、大青叶。

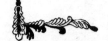

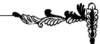

高热期用药多在 3~5 日退热。部分病人随热退而逐渐恢复。部分病人热未退清即出现黄疸，则按黄疸期用药，多在半月左右治愈。

18. 简谈暑邪及湿温发热的治疗体会

目前中医医生大多数是看门诊，我自然不例外，对于急性发热病人，所治远不及解放前多，因而谈经验有其局限性。暑温高烧及湿温高烧多病程长，一般均收住院，但在特定环境中仍有就诊者。兹就诊疗较多、疗效较好，能显示中医学精神等诊疗经验，概括简谈之。

（1）暑邪夹湿

每年炎夏天，门诊常见少年或儿童高烧，发病多起于露宿或游泳之后，开始多见低热清涕或微咳，迅速体温升为高热而持续，头痛无汗，肌肤干燥，不恶寒，呕不思食，唇干渴不多饮，或腹泻，或便结，小便量多，苔干，或白或黄或厚，脉数。门诊检查除白血球偏高和尿中有少量蛋白外，他无异常。病者消瘦颇明显，西医或诊为上感，或高热待诊，用西药即迅速出汗退热，但又迅速高热闭汗，不少延 1 周以上无好转而就诊。

根据迅速高烧，持续口干，炎夏发病，应属暑邪；呕不思食，渴不多饮等为暑邪夹湿。露宿游泳为发病诱因。西药出汗快，短暂退热又迅速高热汗闭，则因暑湿之邪未去，暑湿内踞脾胃，中气升降失常，里气不和则表气不和。不治其暑湿，专予发汗解热，致热之源仍在，所以迅速出汗退热而

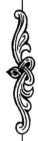

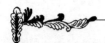
又迅速高热汗闭。余习用香薷、藿香、半夏、厚朴等芳香温化以治湿，黄芩、黄连、生石膏、知母、六一散等治暑邪，便秘加杏仁或大黄。治暑湿即所以恢复脾胃升降之常，里气和则表气自和。病者均服药 2~3 剂，先见体温逐渐下降，在体温下降过程中才开始肌肤微汗，微汗持续、热退身凉之后尚且肌肤微润数日。这些现象似乎说明致热之源解除方能逐渐降温，降温过程即是全身生理机能恢复之过程，古人则谓为"里气和则表气和"。

（2）湿温

"文化大革命"期间，有一段时间地区医院二门诊因人满为患而无法收病人住院。因夏秋季节湿温病者不少。所见发病均为青壮年，请我诊疗时多在发病 1 周左右，其中多由内科诊治疗效不满意而转诊。临床表现为大多数高烧持续，不恶寒，面垢神烦，偶有错语，渴不多饮，脘痞腹胀，呕不思食，有的腹泻，大便黄褐、气臭不爽，有的便结，腹部有轻度压痛。苔多黄腻，脉多较数。少部分病人表现为中等热或低热，形寒体倦，肢末欠温，脘痞腹胀、呕不思食等同上述。苔白灰滑润，大便多溏泻不爽，脉多濡数。

上述两类证型前者为"湿温"之热多湿少，治疗多用连朴饮加生石膏、滑石、知母、鲜苇茎，或加大黄；后者为"湿温"湿邪偏胜，治疗多用达原饮中之草果、槟榔、厚朴三味，加二陈、平胃及黄芩、佩兰、藿香。均多在 2 周左右治愈。

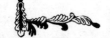

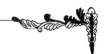

19. 九味羌活汤的加减运用

门诊常见急、慢性牙龈炎，下颌关节炎，副鼻窦炎，均反复发作，疗效不太理想，特别是慢性牙龈疾患者较多，发时牙床肿胀，面颊亦肿，痛难进食。牙科用药有时效亦不显，数十年余均习用九味羌活汤加减治疗上述诸病，取得较好效果。由于方中细辛、羌活性属辛温，部分中医同仁认为牙痛等病属火，不习惯用，特再言之，以免良药负屈。

（1）牙龈炎

余素多龋齿，年未六旬即先后拔去上下两侧磨牙，仅残存上下部分门牙，而门牙又有部分患慢性牙龈炎，不敢再拔。轻微感冒牙龈炎症必发，由于吃中药麻烦，早年就常用长效磺胺控制症状，近数年不效，专靠中药控制症状。1981年2月小发，因事冗未服中药而加剧，面颊、鼻旁均肿突，儿女们要我请牙科医师治疗，诊断为龈尖周炎，有骨膜反应。用某磺胺新药，注青霉素，用含漱药，又加热敷，开始2~3日有效，继用不效。坚持治半月多，进步微弱，不得已仍用九味羌活汤加减方药，共服15剂症状消失。此后每日刷牙3次，现有2年未发。

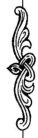

九味羌活汤加减方药：羌活 12g，防风 15g，川芎 12g，白芷 12g，北细辛 6g，生地 15g，玄参 15g，天冬 15g，黄连 6g，黄芩 12g，甘草 8g。

方中羌、防、辛、芎、芷等辛温发表，改善肌表经脉气血运行，增加抗病力，镇痛，微发汗。其余为苦寒、咸寒、

润液降火药，相辅相成，相得益彰。须知疾病过程中无绝对之表里寒热虚实，特别是慢性病如此。仲景示人合病、并病，用药寒热攻补并用者颇多，历代前贤均有继承发扬，实体现阴阳相维、升降相依的整体观、恒动观。近人有谓为"多向调节"，吾人对此必须猛下功夫，学识方有进益。

（2）下颌关节炎

门诊常见患者张口受限，时轻时重未有间歇，并影响同侧头痛，进食困难，夜眠不安，查其舌苔白滑而厚，为消化不良。九味羌活汤加减方去生地、玄参二味，加半夏、枳壳、神曲三味调整消化，4剂后一般明显好转，又连服1周可症状消失。

（3）副鼻窦炎

急性副鼻窦炎开始不易确诊，往往续发于感冒后，仅有头痛，或见低热，病者多忽视，医者难免漏诊，日久等待抽脓或摄片证实，多成慢性。余临床每见感冒后继发头痛不止，或伴低热，或鼻通气欠佳，或眼眶上缘鼻旁有压痛等，用九味羌活汤加减方颇效。

举例：丁母，65岁，1975年3月就诊。感冒后左侧头痛，午后低热，鼻通气良好，五官科检查见鼻腔无异常，仅有眉棱骨上缘压痛，诊断为"眶上神经痛"，予封闭疗法，当时有效，过后依然。余用九味羌活汤加减方，3日热退痛减。再请得五官科摄片，报告云"左侧上颌窦、筛窦、额窦均密度普遍较对侧增高，提示左侧副鼻窦炎"。患者仍继续用上方服10天痊愈，至今8年未发。

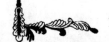

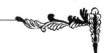

20. 简谈小青龙汤治咳喘

小青龙汤为仲景所创制，其方名系取青龙善行水之意。主治"伤寒表不解，心下有水气"，《金匮·痰饮咳嗽病脉证并治》于支饮、溢饮皆用之，如"咳逆倚息不得卧，小青龙汤亦主之"。而大青龙汤重用麻、桂协助石膏，旨在解表兼清里热；小青龙汤用姜、辛、半夏，功能温散在里之寒饮。一主发汗，一主行水，其用各异，故喻嘉言形容为"大青龙升天而行云雨，小青龙鼓波而奔沧海，治饮证以小青龙为第一义也"。

水饮为脏腑功能失调的病理产物，其性变动不居，症状亦较复杂，《伤寒论》论述小青龙证有"干呕，发热而咳，或渴，或利，或噎，或小便不利，少腹满，或喘者"，临床上主要用于治疗咳喘。因本方毕竟是为寒水射肺而设，运用时不论新病旧病，有无表证及其他诸证，投之常奏捷效。余临床对寒饮证常以小青龙为主，有时参合麻黄射干汤方意。

举例：街邻杨媪，体质素弱，10余年来每至寒冷季节常反复咳喘，始则恶寒身痛，咳唾清稀痰涎，继而大量泡沫稀痰上涌而出，胸闷窒塞，纳食不香，行动困难，口唇微青紫。胸透诊断为慢性支气管炎和肺气肿。实为外寒内饮小青龙之典型证候，余辄处小青龙汤；或加射干、款冬花，兼清郁热开痰结以增强平喘缓咳之功；或加苏子、杏仁降逆；若有热象出现时，加黄芩、知母，清寒中伏火，护饮中正津；有时加参、附扶阳气；加椒目、砂仁温脾利水。咳喘缓解后

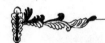

随即调理脾胃。疗效显著。因此，多年来患者常珍藏此类药方，发病时自购药数剂亦效。气候转暖和，症状则均消失，尚能料理家务。此方对控制症状、缓解病情发展实能起到一定的作用。

21. 谈防己黄芪汤加味治疗心源性水肿

防己黄芪汤首载于《金匮要略》，为益气健脾、利水退肿之良剂。

解放后，医疗条件得到不断改善，心衰水肿患者多住院治疗。但心衰控制后因气短、跗肿、腹胀，或未住院者，常来中医门诊，为数亦不少。此种病人，审其双脚背、踝关节处凹陷性水肿，纳差，腹胀，或呕，或便溏；稍劳则气累心悸，或轻咳，或肢节微疼；多现面色无华，神疲肢倦，舌质淡而兼黯，苔滑润。脉均乏胃气，或偏迟，或偏数，或弱，或节律不齐等。

前辈诸贤从久病体弱、形气俱虚作为辨证论治的立足点。人的生机全赖阳气温煦升发，动则心悸气短、神疲、舌淡黯、脉乏胃气系心阳不振，推动无力或无度，导致血运失常。腹胀、食减、苔滑系脾阳失运，水湿不行，枢机迟滞。跗肿系肾阳不充，不能正常温煦升发，协助心脾以运血及运化水湿。五脏相依为用，心为脏中之阳，心病则阳弱，弱必累及脾肾。脾为后天之源，肾为先天之本，脾肾不健，以致于心阳更虚。三脏互相影响，终成难治之势。深究病机，不外正虚邪实。正虚为气阳不足，邪实系水湿为患。法宜温扶气阳，渗利水湿，补攻兼施。又须根据不同证型而选方择药。既重整体观，又要一分为二，方能获得保持机体相对平衡的疗效。

个人习用防己黄芪汤，加桂枝、茯苓皮、砂仁、姜皮、厚朴、桑白皮、薏苡仁、厚朴醒脾利气、化湿通阳。且砂仁尤具温暖肝肾之功，合桂、苓、术、甘温扶心脾之阳，祛困脾之湿邪，鼓舞肾气升发。桑白皮、薏苡仁协合全方利水平喘。因此，我把上述方药视为医治轻度心源性水肿的基本手段。如伴咳嗽，或肢痛，或脉过数，或舌有瘀斑，均用此方药加减一二味而已。临床证明，对西医学所称的风心病、肺心病属于气阳虚者多能消除症状，缓解病情。另外，对于急、慢性肾炎在心脾气阳虚弱阶段，均可随证用之。

22. 三例肺源性心脏病治疗之比较

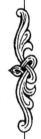

①冉某，男，60岁。患者大约在30年前即经常咳嗽，后经胸透诊断为慢性支气管炎和肺气肿。近20年来，旧疾发作较频，去成、渝等地医院检查诊断为慢性肺源性心脏病。其人体格壮实，精神较佳，唯容易感冒，稍患外感则咳嗽气喘，胸闷不舒，咽干，痰黏稠难出，劳动时喘甚，脉在病时略数。余多选用三拗汤，随证加苏子、射干、蝉蜕、僵蚕、连翘、黄芩、知母、款冬花、紫菀、桔梗等，治疗不离宣散外邪、肃降肺气、化痰开结。若喘平后咳咯黏痰，则去麻黄加桑白皮，或以沙参代桔梗，或去苏子、款冬花，加马

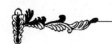

勃、川贝母、海浮石；痰已化而咳仍不止，于前方中加诃子、粟壳。总之，本例病机重点是痰热郁闭，肺失清肃，选方用药注意避免温燥劫液。每次发病均用此等治法获效，常于4~5日好转，再数日恢复。多年来治疗用药大抵如此，病者至今仍矍铄如昔。

②周某，男，年龄比我小7岁，同乡又是老街邻。从1972年开始，每年寒冷季节必发喘促，延至春暖渐愈。以后逐年加重，一年四季均持续存在气喘。经西医诊断为肺心病。其症状仅是喘促，不咳嗽，不咯痰，用各类止喘方药难见显效，用过蛤蚧、胡桃等温肾纳气，其效极微。麻黄类方服之则心跳不安。服西药氨茶碱能短时间改善症状，久之亦无效。病者当时生活环境较差，心情抑郁，余多次劝其坚持用药调理，注意适宜锻炼，对疾病治疗树立信心，均不合作，从未连服中药超过4天。1979年夏，因发烧喘息，下肢水肿，神志不清，住院抢救无效，死于肺性脑病。自起病至逝世，前后不到10年。

③农妇某，忘其姓，中年人，系当时地区医院二门诊护士长亲属，1967年起请我诊疗多次。患者咳喘多年，内科诊断为肺心病，但对多种西药过敏，每发病均找我服中药。数次因感外邪发病，高烧，咳喘，有浓痰，下肢水肿，小便不利，轻度腹水，颈脉搏动明显，脉数有力。证本肺肾两虚，又兼外邪入里，化热蒸痰，肃降摄纳无权，水液代谢失调，其证虚实错杂，当先治其标，控制入里邪热为主。邪去则肺气清肃，三焦通畅，方易恢复。用麻杏甘石汤加黄芩、黄连、知母、葶苈子、桔梗、黄芪等，每次常在1周左右热退喘减，痰转稀释，水肿大部分消失，继用苓桂术甘合防己、黄芪、银花、连翘、黄芩、苏子、桑白皮、紫菀等善后

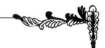

调理。

以上三例肺心病，其临床表现、治疗效果及预后都各不相同，提示了机体对疾病的反应千差万别，其中值得注意的是情志对疾病的影响。

《内经》指出摄生要点在于"内无思想之患"和"精神内守，病安从来"(《素问·上古天真论》)。若失于慎养，或"暴乐暴苦，始乐后苦，皆伤精气。精气竭绝，形体毁沮"，必然导致疾病的发生。在患病之后，治疗效果仍与情志有关，所谓"精神不进，志意不治，则病不可愈"，"嗜欲无穷，而忧患不止……故神去之而病不愈矣"。(《素问·汤液醪醴论》)。

通过三例病人的病程等观察，精神状况与病情及预后关系密切。例一身体素质好，生活条件好，心境乐观，能正确对待疾病，虽然病历30余年，还能保持一定的健康水平。例二身体素质亦好，但对疾病开始不够重视，后来又过于悲观，对治疗又无信心，终日心情郁郁，患病不到10年遂逝。例三为一农民，思想淳朴，对中医药治疗有笃厚信仰，每次发病都能坚持治疗，注意善后调理，所以病情虽重，但缓解亦快。

然而有效的治疗也不可忽视，例二主要表现为喘促，始终不咳，不咯痰，在中医文献中和临床上均少见，其治疗效果不好也属事实，尚待研究，志此自我鞭策。

23. 患溃疡病二十年的回忆

余平生少病，但胃溃疡历时颇久，从开始起病至后来手术治疗，前后整 20 年。其间情况变化及治疗方法均几经曲折。俗谚云"久病成良医"，况余滥竽医界数十年，于自身所患之病体会尤深。回忆整个病程，颇有供同道参考之处，谨述如下。

1938 年，余由武汉市迁万县市，当时是抗日战争的灾乱岁月，朝夕奔波于敌机空袭之下，生活在紧张恐怖之中，渐感胃脘不适，时有泛酸，以为小恙不足虑。至 1940 年秋，胃痛日发三次，饥时痛发，乃自拟柴胡疏肝散合左金丸、金铃子散，开始效果佳良，久用效不佳。从胃痛反复发作和伴有典型节律性疼痛分析，已知溃疡病形成矣。

1942 年雪峰师指示：目前此病不宜过用疏利，应重用白芍、甘草，前者柔肝解挛护营阴，后者补虚且疗痈疡肿毒。佐半夏、黄连，辛开苦降，茯苓淡渗利湿，乌贼敛疡制酸，三七末消瘀止痛，服之甚效，间日 1 剂可以不发疼痛。此方连用 3 年后逐渐效果不佳，且渐露虚寒之象，呈现虚实寒热夹杂。于原方加参须、桂枝，或黄芪、桂枝，或并加吴茱萸（轻用）、红枣，疗效又见起色，能减轻或消失症状。

第三次转折在 1948 年，发病持续存在，不限于寒季，胃痛放散至胸背腰脊，已无节律性，整日神志困顿，难以胜任诊务，欲更换方药，但思路茫然。当时偶尔想吃鸡汤，联想到以前所用黄芪桂枝方，即"阴阳俱不足，调以甘药"之

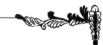

义，古代本草称鸡肉"性温无毒，主心痛、腹痛，除心腹恶气及风湿挛痹，补虚羸"，颇与"调以甘药"之义相合，遂改用食疗。嘱家人买童鸡清蒸，不料鼻闻香气即精神兴奋，鸡汤入口心悦神怡，汤过食道即解胸背之痛，鸡汤入腹即全体轻快，其病如失，疗效神奇，不胜惊异！于是停止用药，但每日鸡汤一碗，从初秋到翌年春季，连服半年以上，疾病从无反复，经过4年健康情况佳良。

第四次转折在1952年，发病不限于寒季，疼痛无节律，平时疼痛较轻，不泛酸，但极易疲倦，每于疲倦时则钝痛伴头晕、思维迟钝、肢体酸乏。在情志、气候、睡眠等影响下，则疼痛加重，并泛酸，但饮食多正常，大便正常，得食仍可缓解疼痛。证属中气虚馁，营卫不足，用桂枝汤加黄芪、党参合乌贼骨、三七末、延胡索、郁金、蒲公英、红藤等，方中黄芪、白芍、甘草三味均重用，服之又有效，能显著缓解症状，照常工作。直到1959年底因公到农村几日，饱食后导致胃穿孔，经胃大部分切除术抢救痊愈（手术中发现为幽门溃疡）。

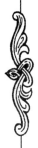

我的溃疡病发生部位在胃与十二指肠，中医辨证定位则在肝、脾、胃，脾与胃互为表里，一司运化，一主受纳，一升一降，燥湿互济。而肝主疏泄，性喜条达，与脾胃为相互制约关系，若忧思恐惧则肝气郁结，恚怒愤慨则肝气横逆，皆能影响脾胃功能。故本病的形成与精神因素至关密切，在这一点上，中、西医均有相同之处。人生活于社会，岂能免情志之变，病之所以难根治，其为主要原因之一。

中医对胃脘痛的分型古来有寒、热、气、瘀、食、虫、虚等不同。以我病而论，并非开始即虚，更无一律虚寒，常用柴胡疏肝合左金丸、金铃子散，即适宜胃痛处于实证阶

段者。其后雪峰师赐余之芍药甘草加味方，是为久痛入络而设，再加黄芪、桂枝等，虽是针对脾胃虚寒，但目的是亦通亦补，寓通于补，温中有清。因此可以说本病在相当长的时间应该针对虚实相兼、寒热错杂立法论治。其间若有伤食、夹瘀、出血、伤阴，自当灵活变通，配合相应的药物。

余服鸡汤之效胜过药物甚远，在我身上解除痛苦，非"神奇"二字不足以表达。即使鸡汤有改善营养、促进愈合之功效，似乎也应有一过程，何以闻其香即生效力，随关入口下腹即能病痛顿除？实值得研究。《周礼·医师章》记载当时已设有食医一职，可见我国古代对食物疗法即已重视。

以下再介绍主要治疗方药：①食疗：鸡汤（用于虚寒性）。②煎剂：白芍甘草汤。适应证广泛，对于气滞、郁热、虚寒诸证型适宜加味，对于缓解疼痛诸证均有效。黄芪对于全身乏力有效。③成药：左金丸，用丸药比煎剂好，宜较长时间服用。乌贼骨、三七用法以研末吞服较好。

24. 谈淋证的治疗与用药

淋证，临床以小便频数短涩、淋漓刺痛为特征，若治疗不及时，不彻底，可逐渐转成慢性。其病因病机为外邪湿热入侵，蕴结下焦，膀胱气化不利，导致下焦肝木疏泄太过而尿频尿急，心火迫血妄行而尿色赤红。因而在治疗上，一方面清利下焦湿热，一方面调治肝木心火，清火莫专持苦寒，利水应顾及伤阴，所以清湿热主滑利，又应润金制木、保津清火。常用药物有：海金沙、滑石、车前仁、木通、甘草、

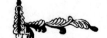

黄芩、黄连、栀子、白头翁、天冬、知母等。以海金沙、滑石、前仁、甘草等通淋止痛，取其滑且润，利湿而不伤津，芩、连、栀子、白头翁等清心肝之火而达木郁，天冬、知母润金制木、保津清火。

1960年夏，余么女偶患此疾，出现尿频、尿急、尿痛、尿赤，低热不退，尿培养大肠杆菌生长，儿科同仁多方关怀，收住地区医院儿科。选用最新良药治疗，住院1个月，症状不减，尿培养大肠杆菌同前，并且所费甚巨，不得已回家中药治疗，按照上述理法用药，治疗兼旬而诸症尽失，愈后未作尿培养复查，但迄今23年未曾复发，足以说明治愈。

又邻居周姓老妇，夏季卖冰糕为生，1979年夏突发此病，恶寒高热，尿频尿急，尿赤涩痛，其子送尿到地区医院二门诊化验，化验人员见尿色殷红，认为是假血尿（当时有人假造血尿请假），泼而不理。病者延余诊治，用上方药仅1剂，热退身凉，诸症大减，第二日再送小便检查，又遇昨日化验人员，彼此面熟，遂手指送验小便曰："昨日必然是假造血尿无疑，今日才是真的，不然，何能一天就好得这样快呢？"病人连服3剂，霍然愈。至今14年未发。

余用以上方药在门诊、病房治疗此病20余年，治例甚多，大多数治愈，亦有少数效果不良，愿同仁观察研究提高。

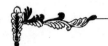

25.肝硬化治疗体会

本病与祖国医学中之"臌胀""单腹胀""癥积"等相似。前人论其病因病机大致是由于黄疸、蛊毒、饥饱劳倦、嗜酒过度等导致肝脾两伤，初见肝郁脾虚，继而肝脾络脉瘀阻，渐成癥积。肝脾久病损及于肾，影响水液输布排泄，水湿内停，臌胀加剧。其症见腹胀如鼓，腹壁青筋，小便不利；少数人腹水不明显，但伴消化不良，胁下结癥钝痛，面晦神疲，或出现黄疸，所见大多数患者是由慢性肝炎久治不愈而成。

余于1958年至1962年间与西医合作治疗肝硬化多例，收到病情缓解的效果，部分患者出院看中医门诊，得以带病延年，所知至今存活的患者在本市中尚有6人，病程均已20余年，此6名患者当时住院均有腹水，其中5人有黄疸，多见烦懊、鼻衄，下面简谈治疗体会。

肝硬化腹水的共同病机为肝脾络脉瘀阻，水湿停聚，共同症状为腹大膨隆，出现青筋、赤缕，尿少，食欲减退，食后腹胀。若偏肝肾阴虚者，舌质多紫红，鼻衄，齿衄，烦懊，脉较弦数；若偏肝脾气虚者，多见舌黯苔滑、困倦，脉多沉弱。

不论肝肾阴虚型或肝脾气虚型，余均以下瘀血汤合己椒苈黄丸为基础方，药用地鳖虫、桃仁、熟大黄、防己、椒目、葶苈子。肝肾阴虚者加入北沙参、天冬、生地、旱莲草、大蓟。肝脾气虚者加黄芪、白术、茯苓、砂仁、厚朴。

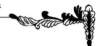

倘腹水过多而小便量少者，不论气虚或阴虚，当急治其标，加用舟车神佑丸，每日 6g 或两日 6g。现今存活的 6 名患者大都用过此药。

我认为下瘀血汤与舟车丸二方，一主逐瘀，一主行水，能相辅相成，再根据肝肾阴虚或肝脾气虚的辨证分型而加减用药，治法仍是以攻补兼施为主。据临床观察，亦未发现不良反应。我治此病用大黄多习用熟大黄，每剂约 6g，舟车丸一般是连用 2~3 天才出现大便微溏，可连续用 5~7 日，随着大便溏泻而尿量渐增，此时应间歇一周许再服，至腹水逐渐消退。

26. 非典型性肺炎、病毒性上感高热的中医治疗

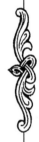

中医学对于呼吸道感染的多种急性疾患症状轻、经过短者，多名曰"风热感冒"。若症状较重，变化较快，经过较长，多名曰"风温"，按证治之，每获良效。现据门诊对此等疾病之诊疗经验，综合简要叙述于下，旨在显示"伏其所主，因势利导，知常达变"等精神。

1966~1972 年，我在地区医院二门诊出诊，每年冬春季（其他季亦有），儿童及青少年发热、咳嗽、流清涕者甚多，或兼咽痛，病情有轻有重。重者持续高烧，剧烈干咳，其中少数咳少量黏痰带鲜血，或气喘，青少年多诉咳时胸骨后疼痛。轻者中等热，咳喘亦较轻。又有持续高烧或中等热而无咳喘者，均多伴食欲减退，或呕恶，或大便不正常。此类病

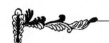

较重者多收住儿科病房，或看儿科门诊，X光透视多见病者肺部中下叶斑点阴影，查白血球多偏低或正常，儿科多诊为"非典型性肺炎"（当时病名），有的透视查体均无异，或诊为"病毒性上感"，或"高热待诊"。其中部分病者用西药处理疗效不满意而转中医治愈者颇多。亦有不少病例直接请我诊疗，我亦让其透视、查血如上述。用药后，对于非典型性肺炎，多在10天内外治愈，半月后透视复查炎症吸收。其他病毒性上感或细菌性上感多在1周之内治愈。

根据"温邪上受，首先犯肺，温为阳邪，化火伤津最速"，又根据温邪每有兼夹，或夹风邪，或夹湿邪，或蒸痰停滞。气分病邪虽多在肺，而肺外合皮毛，内与胃肠相关，所以随证立法选方药均应符合病之机窍。上述病发热较重，转变快而经过较长者，诊为"风温感冒"，轻症诊为"风热感冒"，在治疗上不论"风温感冒"、"风热感冒"，只凭发热较高、发病较急而无内在虚寒，均用降火保津药以"伏其所主"，如用黄芩、黄连、知母、天冬或赤芍。再审其邪正相争趋势是向表或向里，病性属火邪内实或津伤阴虚，以及兼夹邪气，随证配伍，务使达到"因势利导，通常知变"，治局部，顾全体，扶正除邪，领邪外出。

方药举例：

①主药（伏其所主）：连翘、黄芩、黄连、知母、甘草、天冬。

②随证配伍（因势利导）

表实壮热无汗或喘：合麻杏甘石汤为剂。

鼻阻流清涕：习加苍耳子、白芷。

咽痛干咳：习加牛蒡子、射干、马勃清宣而降，良效。

半表半里胆胃热证：合蒿芩清胆汤法配方。

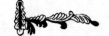

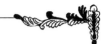

胸膈灼热，面赤便结口疮：合局方凉膈散法配方。

日久阴虚，入暮热升：合增液配方，如有干咳气逆加泻白散。

风热轻证：用银翘散加黄芩、知母足矣。

27. 治疗宫外孕的回忆

1964~1966 年夏为止，我在万县地区医院妇产科病房治疗宫外孕约 30 例左右，患者多在 2 周左右治愈出院，少数病人出院时腹部包块未完全消散。

病人约有如下三类：①内出血不多，血压一直稳定，下腹有包块且疼痛。②内出血多，经抢救出血减少，血压稳定，下腹有包块且疼痛。③病已日久，出血停止，仅存在下腹包块、疼痛。本病病机是由血瘀而血溢。治疗原则是消瘀以止血。唐容川曰："旧血不去，则新血不生"。又云："瘀血踞住，则新血不能安行无恙"。故血瘀消除实为生血与止血铺平道路。当时医刊报道多推荐张锡纯氏"活络效灵丹"为基本方，随证加减使用。余因此方乳香、没药二味常有导致呕吐副作用，乃根据消瘀止血和消瘀止痛的原则，选用蒲黄、五灵脂、延胡索各 15g，均生、炒（醋炒）各半，配合艾叶、地榆、槐米。若出血已止，仅存少腹包块疼痛，则去地榆、槐米，加三棱、莪术，均适当加入调理脾胃之品，俾气血生化有权，顺中气以协助消瘀止血。

临床观察，病人服药后均逐渐止血、止痛，包块缩小或渐消失，消化亦得到改善，效果均较显著。出院时除少数病

人下腹包块未完全消失外，其他一切症状均消失。

这里着重指出：蒲黄、五灵脂、延胡索三味生、炒各半，既着重消瘀，又兼止血、止痛，其消瘀而不动血、止血而不留瘀，为本方主体，其药理作用有待深入研究。

28. 对头痛多兼风邪与风中经络的认识

先举几个内伤头痛的案例，然后再谈认识。某患者患三叉神经痛，内因经络损伤，久失阳气温煦与精血濡润，是痛之本；外因风寒侵袭，客于经络，呈针刺电灼样阵痛，是痛之标。内与外，本与标，搏聚成疾，混杂一起。内伤不复，外邪何除？外邪不除，内伤怎复？用乌头桂枝汤加川芎、白芷、羌活、细辛、知母、蜂蜜治之，方中白芍量3倍于乌头，重用甘草。以乌头祛寒止痛，桂枝汤调和营卫，川芎等辛温药祛风散寒止痛，重剂白芍、甘草平肝缓急，合知母、蜂蜜柔润经络。内外标本均治，故一方到底，能愈顽疾。刘某，阵发性头部掣跳疼痛（脑血流图提示供血不足），白带清稀而多，用当归芍药散加黄芪、羌活、白芷、半夏调理肝脾，升清降浊，上治头痛、下治白带。服药5剂，头痛消失，白带减少。童某，头痛（原因不明），长期服去痛片。继增呕恶、泛吐清涎、口中燥渴之症。极易感冒，且感冒后加重病情。此为外邪引发内伤，用羌活、防风、川芎、白芷、细辛、钩藤以疏风寒，半夏、茯苓、花粉、知母以和脾胃。诸症渐次消失，数月未发。

临床上，头痛是病人常述的自觉症状，可在多种急、慢

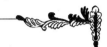

性疾病中出现。东垣先师始将头痛分为外感和内伤两类。而以风邪为主引起的头痛称外感头痛，常用川芎茶调散，或用方中主药川芎、白芷、羌活、细辛随证组方，疗效高且迅速，已是临床医生的普通常识。由内脏疾患引起的头痛反复发作、经久不愈，称内伤头痛。脑居头内，为髓海，全仗精、气、血的濡养。肾主精，肝藏血，脾运水谷精微、化生气血，故内伤头痛与肝、脾、肾失调密切相关，如肝阳亢、肝火、肝风、肾阴虚、肾阳虚、气血亏虚、痰浊及瘀血等导致头痛。又每因外感、气候变化、情绪紧张、劳累而加重。治疗内伤痛应在辨证的基础上，对专证除运用相应的专方专药外，辅以川芎等祛风药十分重要。医所共知，川芎、白芷、羌活、细辛诸药善于发散风寒，疗头身疼痛，更有疏利体表经络、加速气化血运的作用，如肝火或阴血虚头痛，在清肝潜阳或滋阴养血中加入较轻的祛风药，有以升助降之功；脾肾阳虚或内生痰湿头痛，在温养脾肾、化痰祛湿剂中加入较重的祛风药，有升清降浊、助温补之力。在理论上，似可用"风为百病之长，善行数变"来解释。

　　口眼歪斜、半身不遂、神志清楚是风中经络的主症。经络纵横交错，网布全身，运行气血，使之循环。《金匮》云：邪在于络，肌肤不仁；邪在于经，即重不胜。风邪或风夹痰湿痹阻经络，气滞血瘀，可形成偏瘫。风邪从外受者少，由内生者多。内生者，有生于气虚不运的，有生于阴虚阳亢的，有生于下元精气俱虚的。可见，风中经络是标实本虚之证。实证用攻法，虚证用补法。治实不离活血化瘀、通畅经络；治虚或补气，或滋阴潜阳，或温养下元。常选大秦艽汤、补阳还五汤等方。关于中风的病因学说，汉、唐以前主外风"，《金匮》有"经络空虚，风邪乘虚入中"的见解；汉、

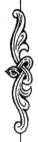

唐后突出"内风"之说，有河间的心火暴发、东垣的正气自虚、丹溪的湿痰生热、天士的精血下虚、水不涵木等观点。在治法上，"内风"学派力主补气、补阳、祛痰清热等法调和营卫气血、平熄内风，不用祛风药。以个人之见，风中经络以血虚血瘀及气虚血瘀等证较多，阴虚阳亢证并不多见。患侧疼痛、麻木、肿胀为有风之征，宜兼用祛风药因为疾病因素多端，病理变化无绝对的表里寒热虚实之分。药效常随方转，方理常随病转。辛温祛风药既有外散风寒，又有调畅气机、疏利经络、运转气血的作用。所以，在益气活血通络剂中适当加入祛风及祛风痰药，对改善患侧疼痛、麻木、肿胀十分有利。即使有阴虚阳亢，在大队滋阴潜阳方中，也应配伍祛风药，以升助降。风中经络以老年病人较多，常在发病后1周左右来门诊就医。经治疗2~4个月后，有的能上班工作，有的能自理生活，有的仅能减轻偏瘫，亦有久治无效的。

曾治一例脊髓炎患者，遗留步履不稳、双下肢游走性钝痛、小便困难、阳痿等症。脉症合参，乃为肝肾亏虚。肾主骨，司二便，具温煦之功；肝主筋，司疏泄、升发，有运动之责。肝肾同居下焦，两脏亏虚则没有足够的精、气、血流注经络，滋养筋骨，化气行水，则成类似风痹之证；病由外感引起内伤，又类似风中经络之机；但受邪部位在下，故仿地黄饮子法，用熟地、肉苁蓉、枣皮及巴戟天、淫羊藿、黑故纸、杜仲等甘润甘温之药，以温气阳、填精血、补不足。复以小茴、台乌辛香疏气之品，入肝升发，鼓舞气机，恢复下焦诸经络的功能。年余痼疾于一月内治愈，已8年未发。平生仅治此病一例，实难再遇以重复验证疗效，可见中医药临床的妙趣，同时又是研讨中医药的难处所在。

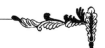

29. 从临床角度分析疗效原因

　　书中介绍的心悸、怔忡、失眠等症的个案，是由冠心病、脑动脉供血不足、高血压、心肌炎、窦性心动过缓、低血压、神经衰弱及癔病等所引起。其中一例冠心病、高血压患者卧床半年，治愈后已坚持工作 6 年余；一例心肌炎患者，治愈后已参军；一例严重失眠患者，治愈后迄今 3 年未见复发；两例癔病患者均一月治愈。上述诸病，从临床角度观察，分析获效原因不外三个方面：药物作用（如心肌炎）；心理治疗作用（如失眠、癔病）；以及药物和心理治疗的共同作用。

　　（1）药物作用

　　用药的根本目的在于打击消灭病邪，扶助护卫元气。用药时辨证要准，遣药要精，分量要适当。心肌炎一案，因右下腹痛，按先易后难的治疗原则，投阑尾经验方 5 剂，不但疼痛消失，而且体温亦渐下降。苔灰黄，系湿热之征。邪在于里，续用前方清热燥湿之品，减去活血化瘀之药，加入防己、防风、蚕砂以祛经络之湿，并用槐米、大蓟、旱莲草以清血热、熄风阳。青、链霉素对此例慢性阑尾炎无效，服中药 5 日而愈，且治愈阑尾炎为治疗心肌炎创造了有利条件。个人认为，前人讲的"风阳"和西医学讲的"变态反应"可能有相似之处。本例心肌炎用此法此方有效，彼例心肌炎用之是否有效，尚难估计。

　　（2）心理治疗作用

　　我积几十年的经验，深刻体会到七情虽是致病因素之

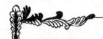

一，更是治疗疾病的重要手段，具有明显的双重性。七情致病先伤心、肝、肾三脏；利用七情治病，特别是慢性病，务必体现增强病人信心、怡情善养两大原则。严重失眠一案，因病人慕名而来，寄予莫大希望。一面仔细诊断处方，一面针对心理因素进行说理开导。服药后当晚即能入睡，这正是充分利用了病人的心理因素。两案癔病，可以说完全是有步骤、有计划、有目的地利用了病人心理因素的结果。失眠多因心肾不交，癔病每由肝气郁结，思虑过度伤神，神伤而虑无所定之故。总之，因情志不佳、肝失条达所致的疾病众多，如部分慢性胃肠病、部分月经病。许多疾病本不是七情病因，但在病程中常因良性精神因素而好转，又常因恶性精神刺激而加剧，屡见不鲜。医生的一言一行都会产生无形的心理效应，影响疾病的转归。

（3）药物和心理治疗的共同作用

医生治病对病人能产生药理和心理两重作用，心理治疗作用是建立在有效的药理作用的基础上的。病人的心理因素十分复杂，包括自己对疾病的认识能力，对医生的信赖程度，对体内外环境刺激的反应和适应能力等。冠心病、高血压一案，从病机看，系气虚血瘀，心络瘀阻，肝阳上亢，虚中夹实之证；从治则看，应补不足，通瘀滞，熄风潜阳；从心理因素看，此人身患多种疾病，久治不愈，必然心情紧张。病情重则失眠眩晕，心痛心悸加重，情绪低落；轻则睡眠好转，眩晕停止，各症随之而减，情绪比较平稳。充分说明病理和心理之间互相影响，呈现恶性循环。针对此情，讲明道理，许其治愈之愿，又叮咛家属创造有利条件，保证实施。自始至终，药物和心理治疗有机配合，同时并举，收到显著疗效。一般而论，治冠心病用益气阳、通瘀滞之法有一

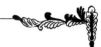

定效果，但控制 6 年多者比较少见。治高血压用疏肝、清肝熄风法，对初、中期高血压有显效，晚期高血压效果甚微。由此观之，本案获效，既有药物作用，又有心理作用，彼此渗透，密不可分。而近 7 年未复发，功归病人吸取了患病的经验教训，善于摄身也。

上述"治病、治心"之法从理论上遵循"形与神俱"的整体观，临床实践体现因病、因人、因时、因地的辨证方法，若能恰当运用，有机配合，可收事半功倍之疗效。愿学者深思，单纯"药物大包围"，吾屡见其弊多利少。

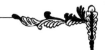

年

谱

　　龚去非先生，1908年10月　生于湖北省黄陂县，幼年读私塾。

　　1922年2月　开始跟随胞叔龚厚塾学医，并在汉口参与诊疗工作5年。

　　1927年　报名参加武汉市举办的首届中医考试，在参加考试的千余人中名列前七名，并深得名医冉雪峰先生的称誉。自此，在汉口正式开业行医。

　　1937年　积极报名参加武汉中医药界战地后方服务，为抗日难民送医送药，深得赞誉。

　　1938年　参加武汉市中医士资格考试合格，并正式获得开业执照。后因抗日战争，便迁居四川万县，继续从医。

　　1938~1945年　师从名医冉雪峰学习深造，历时8年。

　　1946年　获得中医考试中医师证书。

　　1950年　由于工作成绩突出，获得万县市人民政府颁发的"卫生防疫工作一等奖"。

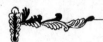

1951年　响应党的号召，率先在万县市组建成立万县市第一联合诊所，并出任所长。

1956年　调入万县市人民医院工作，任主治中医师。

1958年　由万县市人民医院调入万县地区人民医院工作，先后任中医科主任、副主任中医师、主任中医师。

1973年　从万县地区人民医院退休。之后便从事中医学徒带教指导工作，先后有学徒出师10余人。

1974年起　受聘担任万县中医药学校学术顾问，并继续坚持临床诊务工作。

1982~1984年　任四川省中医学会理事，万县市书法家协会名誉理事等职。

1983~1986年　任万县市人大代表、人大常委、政协常委等职。

1985年　起兼任万县市中医院技术顾问。

1990年　被确定为首批500名老中医药专家之一，并享受政府专家津贴。

1993年9月19日　因病医治无效，不幸逝世，享年85岁。

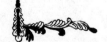